VOLUME 73

A QUÍMICA DO CÂNCER

TAUTOMERISMO E METILAÇÃO

EDIÇÃO FINAL AGOSTO 2022

Carlos L Partidas

DEDICAÇÃO

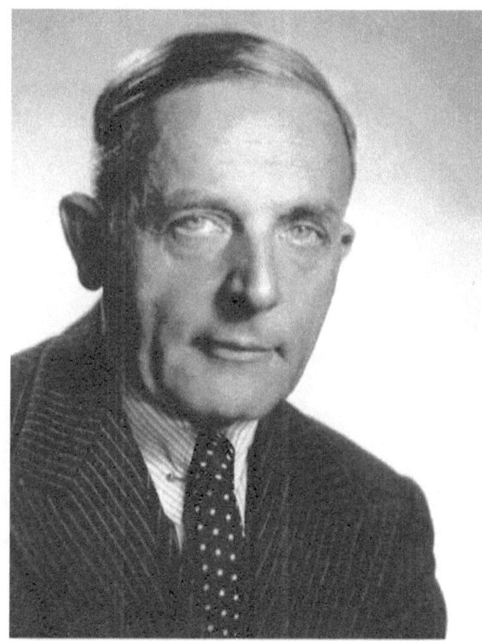

O fisiologista e bioquímico alemão Otto Heinrich Warburg, que descobriu que as células cancerígenas vivem em um ambiente ácido sem oxigênio

ÍNDICE

RECONHECIMENTO

SERES VIVOS, QUE VIVEM NESTA ESTAÇÃO FÍSICA DOS NÍVEIS DE ENERGIA, PARA ESTAR TEMPORARIAMENTE NA TERRA

Capítulo 1

EQUILÍBRIO ÁCIDO-BASE

Para produzir energia calórica, as mitocôndrias das células saudáveis podem conseguir isso com a glicose e o oxigênio do açúcar. A glicose vem dos carboidratos via alimentos, e o oxigênio da respiração via transporte da hemoglobina. Após a geração de energia, o dióxido de carbono será gerado nas mitocôndrias como um produto residual. Entretanto, se nenhum oxigênio chegar via respiração porque a hemoglobina está bloqueada devido à acidose causada pelo ácido úrico, as mitocôndrias recorrerão ao processo de fermentação da glicose, também conhecido como glicólise. Quando a produção de energia sob a forma de calor passa por glicólise, o lactato será gerado nas mitocôndrias ao invés de dióxido de carbono.

Nas células saudáveis, as mitocôndrias utilizam estas duas vias para produzir energia térmica, pois o processo dependerá de como a respiração celular de cada ser vivo é adaptada: por exemplo, quando éramos um germe, não havia oxigênio nas mitocôndrias nas caudas dos espermatozóides. Naquela época, o açúcar para a produção de energia era a frutose. Ao quebrar a frutose, não se gera lactato, mas glicose e galactose. Assim, a frutose é o açúcar presente nas gônadas em forma haplóide em todos os mamíferos machos.

Quando o esperma é introduzido no outro haplóide, ou seja, no óvulo, a replicação continuará até o envelhecimento; passando pelos estágios de um embrião e de um bebê no útero até que ocorra o nascimento. As células do embrião precisam de glicose e oxigênio para se replicarem; portanto, estas duas substâncias estão presentes no sangue da mãe onde o embrião cresce, e do sangue da mãe, o embrião irá tomar os nutrientes necessários para o crescimento ou replicação celular. Para a respiração de suas células no útero, o bebê utilizará a glicose e o oxigênio fornecidos pela mãe.

Assim, o fornecimento de nutrientes ao embrião dependerá da respiração da mãe e do tipo de alimento que ela come. Se nenhum oxigênio atingir as mitocôndrias das células do feto, as mitocôndrias recorrerão ao processo de fermentação. Entretanto, isto não será mais por fermentação da frutose, mas por glicólise da glicose. Assim, o lactato será gerado por esta via de respiração.

Através do sono, haverá mais oxigênio; e o lactato será convertido de volta em piruvato e o piruvato será convertido de volta em glicose. Assim, a vida do embrião, e à medida que o embrião cresce até se tornar um bebê no útero, a respiração de suas células será pela via normal de oxigênio-glicose, que depende da respiração e alimentação da mãe.

Após o nascimento, a alimentação tem que vir do leite materno. No leite materno, o açúcar é a lactose. Da lactose, o bebê pode obter os açúcares glicose e galactose. Da glicose, o bebê pode obter a energia calórica nas mitocôndrias de suas células, enquanto que do açúcar galactose, o bebê pode obter os nutrientes básicos para a formação contínua do sistema nervoso.

Inicialmente, o recém-nascido não produz saliva suficiente na boca, portanto, para obter do leite materno estes compostos necessários para a energia e o fortalecimento do sistema nervoso a partir da galactose, o bebê tem a enzima lactase em seu intestino delgado. A enzima lactase começa a desaparecer quando o bebê produz saliva na boca, já que a enzima amilase permite ao bebê obter glicose a partir da quebra dos carboidratos nos alimentos. Enquanto o oxigênio continuará a ser obtido através da respiração, onde o processo dependerá do grau de acidez do sangue.

Nos alvéolos, o grau de acidez é menor, de modo que o ácido carbônico é decomposto em vapor de água e dióxido de carbono. O ácido carbônico foi transportado da periferia das células através da hemoglobina. A hemoglobina tem quatro grupos heme; e cada grupo heme é ligado a um átomo de oxigênio. Assim, quando o grupo heme é deixado vazio após a exalação, a hemoglobina se liga com 4 moléculas de oxigênio nos alvéolos e as transporta para a periferia da célula.

O que causa a hemoglobina a transportar oxigênio para as células e transportar o ácido carbônico para os pulmões é uma mudança no grau de acidez. Na parte interna das células, o valor de acidez é neutro, ou seja, o pH é 7,00; enquanto que, nos pulmões, o valor de acidez é 7,40. Esta faixa de acidez tem que ser estreita, para que seja a mesma molécula de hemoglobina que transporta oxigênio dos pulmões para a periferia da célula e leva o ácido carbônico da periferia da célula para os pulmões.

Na periferia das células, a acidez é maior; portanto, a hemoglobina troca com a mioglobina o oxigênio trazido dos pulmões pelo ácido carbônico produzido pelas mitocôndrias dentro das células. A mioglobina tem apenas um grupo heme, razão pela qual a mioglobina é menor do que a hemoglobina. A mioglobina é mais abundante no sangue em relação à quantidade de hemoglobina. Por ser menor que a hemoglobina, a mioglobina pode entrar nas células para levar oxigênio para as mitocôndrias. A mioglobina é de cor vermelha e por ser mais abundante, a mioglobina é a reserva de oxigênio para as células. A mioglobina é a substância que dá ao sangue sua cor vermelha.

Na periferia celular, a hemoglobina liga o ácido carbônico preferencialmente ao oxigênio, porque na periferia celular, o valor do ácido é mais alto do que nos pulmões.

O sistema redutor dentro das células com acidez normal impede que o nível de acidez aumente dentro da célula.

Se o sangue se torna ácido, a hemoglobina não pode ser liberada do ácido carbônico; portanto, não há transporte de oxigênio para as mitocôndrias das células. Se não houver oxigênio nas mitocôndrias, as mitocôndrias produzirão energia pela segunda via, ou seja, pela fermentação da glicose. Entretanto, se a acidez dentro das células for alta, será produzido lactato em vez de piruvato. Se a acidez permanecer alta dentro da célula, o lactato será convertido em ácido láctico.

A anidrase carbônica enzimática é responsável pela conversão de dióxido de carbono em ácido carbônico. Nesta reação, uma alta acidez é produzida no citoplasma, uma vez que um próton é liberado no sistema redutor dentro da célula. O sistema redutor dentro da célula garantirá que o grau de acidez não aumente, pois sem o sistema redutor, o lactato seria convertido em ácido láctico. O ácido láctico dentro da célula danificaria o sistema redutor celular. Entre eles, a enzima anidrase carbônica deixará de funcionar, de modo que a mioglobina não será capaz de trazer oxigênio para as células, mas a mioglobina também não será capaz de retirar os resíduos da célula como ácido carbônico se o sistema redutor dentro das células for danificado.

Se o grau de acidez for maior dentro da célula, o núcleo da célula será afetado, pois as ligações de hidrogênio entre as bases que formam o DNA serão modificadas. Como resultado, os cromossomos irão inserir pares de bases incorretamente, devido a dois efeitos associados, o tautomerismo e a metilação.

Deve haver um equilíbrio dentro e fora da célula. Por exemplo, fora da célula, um sistema enzimático redutor é necessário para que o NAD reduza a hemoglobina ferro III para ferro II, mas é o próprio NAD que oxida a hemoglobina ferro II para ferro III. Assim, essa mioglobina pode retirar o ácido carbônico das células como ferro III. Para que a hemoglobina leve oxigênio à periferia da célula, o ferro em hemoglobina tem que estar na forma de ferro II. Por sua vez, para que a mioglobina carregue oxigênio para a parte interna das células, o estado de oxidação do ferro na mioglobina tem que ser como ferro II.

Então, na parte externa da célula, a acidez é alta, então o processo é invertido: a mioglobina libera o ácido carbônico e captura o oxigênio liberado pela hemoglobina, quando a hemoglobina se liga com o ácido carbônico. A corrente sanguínea puxa a hemoglobina de volta para os pulmões para transportar o ácido carbônico para fora do corpo.

Este é o processo para a respiração normal que ocorre dentro e fora das células. Mas este sistema de troca de dióxido de carbono por oxigênio não corresponde a uma reação química, mas a um processo de troca de oxigênio por ácido carbônico. É por isso que o Dr. Max Ferdinand Perutz o chamou de efeito cooperativo.

É ao Dr. Perutz que devemos a descrição do processo respiratório nas células. Embora o Dr. Perutz tenha baseado a descrição da respiração celular na medição do valor da pressão parcial de oxigênio de 100 mm de mercúrio nos pulmões e 40 mm de mercúrio no músculo, estas foram as variáveis que o Dr. Ferdinand Perutz pôde medir. Mas, deduzimos, que a mudança destes valores se deve mais a uma mudança de acidez do que a uma mudança da pressão parcial de oxigênio.

O maior valor de acidez fora da célula é chamado de efeito Bohr. A descrição do processo é devida ao físico dinamarquês Niels Henrik David Bohr.

A análise experimental posterior do Dr. Ferdinand Perutz é baseada na observação do cientista alemão Otto Heinrich Warburg de que as células cancerígenas se reproduzem em um meio ácido e em um ambiente livre de oxigênio.

A acidez fora da faixa normal é causada por um aumento da concentração de ácido úrico no sangue. O aumento da concentração de ácido úrico no sangue é devido ao consumo de células de origem animal. Todos os organismos, pelo menos mamíferos, são consubstanciais, de modo que nossas células são quimicamente as mesmas que as de outros animais. A única coisa que nos faz parecer fisicamente diferentes é a ordem na qual estas bases são inseridas no DNA, ou seja, no código genético.

Após o nascimento, esta estreita faixa de acidez para o processo de respiração dentro e fora das células pode ser modificada pelos alimentos, principalmente devido à falta de conhecimento do processo respiratório de troca de oxigênio por ácido carbônico. Dependendo do tipo de alimento ingerido, podemos produzir uma mudança no acoplamento das bases no DNA.

A mudança no acoplamento das bases no DNA é o que é conhecido como uma mutação, que dará origem ao câncer. É uma mutação porque a modificação do DNA ocorre através do efeito do tautomerismo e da metilação da matéria eletrônica.

O acoplamento correto ou incorreto dessas bases no DNA, adenina=timina, timina-citocina e guanina≡citocina, vai depender da química dentro do núcleo e nos cromossomos das células. Portanto, a química dentro e fora de nossas células vai depender de nós, porque somos nós que decidimos como nos alimentamos. E a maneira como nos alimentamos como adultos é um ato voluntário.

Vamos analisar matematicamente a faixa ou o valor das concentrações de urato de sódio e ácido úrico para mostrar por que e como o urato de sódio é convertido em ácido úrico, que é uma consequências das mutações que ocorrem nas células. Ou podemos usar esta relação para verificar as proporções de ácido úrico e de urato de sódio no sangue normal de uma pessoa saudável e em uma pessoa com câncer por meio da seguinte fórmula:

$$[\text{urato de sódio}] = 10^{(pH-pka)} [\text{ácido úrico}]$$

O pka do ácido úrico é 5,8; portanto, substituindo os valores do pH de uma pessoa cujo sangue tem um valor de acidez normal ou pH igual a 7,40, temos isso:

$$[\text{urato de sódio}] = 10^{7,4-5,8} [\text{ácido úrico}]$$

$$[\text{urato de sódio}]=10^{1,6}\,[\text{ácido úrico}]$$

$$[\text{urato de sódio}]=40\,[\text{ácido úrico}]$$

Em outras palavras, para o sangue de uma pessoa cujo valor de acidez no sangue seja normal, a concentração de urato de sódio deve ser aproximadamente 40 vezes maior do que a concentração de ácido úrico.

Enquanto que, para o sangue de uma pessoa envolvida com um caso terminal de câncer, o pH do sangue é de 5,5; portanto, esta relação é:

$$[\text{urato de sódio}]=10^{5,5-5,8}\,[\text{ácido úrico}]$$

$$[\text{urato de sódio}]=10^{-0,3}\,[\text{ácido úrico}]$$

$$[\text{urato de sódio}]=0,5\,[\text{ácido úrico}]$$

O que indica que, se o sangue for muito ácido para uma pessoa com um caso terminal de câncer, a concentração de ácido úrico neste caso dobra, ou seja, a concentração de ácido úrico é duas vezes mais alta que a concentração de urato de sódio:

$$[\text{ácido úrico}] = 2\,[\text{urato de sódio}]$$

Em outras palavras, no sangue de uma pessoa com câncer em fase terminal, não haverá mais o antioxidante urato de sódio, ou talvez qualquer outro antioxidante disponível, para reduzir o ferro na hemoglobina do íon férrico III para o íon ferroso II; portanto, não haverá transporte de oxigênio, uma vez que a hemoglobina é neutralizada pelo ácido carbônico.

Muito provavelmente, esta alta acidez também afetará os antioxidantes NAD^+ e $NADH$. Porque, se o valor de acidez em uma pessoa com câncer terminal for 4,5, a proporção [urato de sódio]/[ácido úrico] será maior. E neste caso de câncer, a concentração de ácido úrico seria mais do que o dobro da concentração de urato de sódio.

Portanto, se a acidez for alta, todas as células saudáveis ficarão sem oxigênio, porque a hemoglobina está bloqueada pelo ácido úrico. Assim, todo o conjunto de células da pessoa com câncer ficaria paralisado por falta de oxigenação.

Haverá um acme ou paroxismo na pessoa com um ambiente sanguíneo mais ácido, onde o resto das células saudáveis se dobram; porque, as células saudáveis não poderão absorver oxigênio para sobreviver. Enquanto as células cancerígenas mudaram a forma de existência da pessoa saudável, forçadas pela massa magnética do espírito que reside apenas temporariamente em um corpo feito de matéria eletrônica, que não foi configurado para ingerir a carne de outro animal como alimento. O processo normal pode ser modificado sem conhecimento, pois a matéria das células que formam o corpo eletrônico é apenas energia eletrônica condensada na forma de matéria eletrônica. Em outras palavras, a matéria eletrônica do corpo é modificável. Portanto, este é o único tipo de matéria eletrônica que pode se adaptar às mudanças induzidas não ser vivo.

As condições foram alcançadas, de modo que ambos os tipos de células cancerígenas e as células mutantes não podem mais coexistir no mesmo corpo. E estas condições de maior acidez são favoráveis apenas para a sobrevivência das células mutantes, pois estas células mutantes podem sobreviver sem oxigênio, como analisou o fisiologista alemão Otto Heinrich Warburg.

Se não houver oxigênio, esta situação não é favorável para as células que ainda estão saudáveis. Isto acontecerá, até que a anomalia de alta acidez, que é causada pelo desequilíbrio, ou como consequências do baixo valor de pH, ou seja, a alta acidez do corpo, seja revertida no tempo. Enquanto não encontrarmos uma maneira de diminuir a acidose, não temos outra maneira de reverter a condição de câncer.

É uma estratégia bem sucedida para mudar a maneira como algumas pessoas com câncer comem, porque elas mudaram seu estilo de vida com o tempo, de carnívoros para vegetarianos, e foram aliviadas da doença, mesmo naquelas pessoas com câncer em fase terminal. Porque talvez, com esta mudança de estratégia alimentar, se a mudança for oportuna, eles tenham conseguido restaurar o sangue que se tornou ácido ao seu valor ácido normal. Talvez porque tenham compreendido a tempo que o que causa o dano é o consumo de carne, que contém as células que causam a acidez e depois o tautomerismo. Enquanto isso, as proteínas que a carne contém também induzem a metilação das bases de citocinas e do uracilo, quando a base do uracilo mudou de cetônica para enólica.

A única maneira de dar às células que permanecem saudáveis uma nova chance é que as próprias células recuperem o controle de seu equilíbrio químico, ou a condição ideal de funcionamento, por sua própria autonomia, ou talvez tentando não forçar todas as células a serem afetadas em um processo de metástase.

Concluímos que a origem do câncer se deve a um desequilíbrio ácido-álcali no sangue, que pode ser revertido quimicamente, mas não com uma vacina. Porque o caso do câncer não é um problema imunológico, mas um problema químico. E as diferenças patológicas nesta anomalia são devidas ao tipo de tecido epitelial envolvido, porque 80% dos casos de câncer têm origem no tecido epitelial, principalmente nas células apicais. As células apicais não têm suprimento de sangue próprio, e a nutrição destas células apicais depende das células que formam o tecido epitelial subjacente.

Exemplos disso são as células apicais dos dutos de leite no peito, as células apicais das vesículas seminais ligadas à próstata, as células apicais da pele que estão expostas ao ambiente externo e as células gliais do cérebro, que auxiliam os neurônios com nutrientes. Os neurônios são dedicados à condução eletrônica; portanto, os neurônios não têm vias de suprimento de sangue.

O comprometimento das células gliais do cérebro devido à falta de oxigenação pode levar ao mal de Alzheimer ou ao mal de Parkinson. O outro fator que contribui para a falta de oxigenação das células gliais no cérebro é a viscosidade do sangue. Quando o sangue se torna mais viscoso, a fluidez diminui; e o que pode aumentar a viscosidade do sangue é o consumo de produtos lácteos.

Além disso, haverá um problema conhecido como câncer anoréxico, que se manifesta naqueles com câncer em fase terminal. Neste estágio avançado do câncer, haverá um aumento da falta de apetite; e a apatia devido à falta de oxigenação fará com que a pessoa afetada fique sem energia. Assim, o paciente com câncer cairá em um estado de sono mais freqüente, e então esta falta de oxigênio se tornará a principal causa da desconexão da massa do espírito da matéria eletrônica do corpo. Talvez a desconexão não se deva ao câncer em si, mas a falta de interesse na alimentação e a desesperança do estado de saúde criará esta indisposição, apatia ou apatia, o que piorará o semblante da pessoa afetada pelo câncer.

O segundo antioxidante mais importante no sangue depois do urato de sódio é a vitamina C; e por ser hidrossolúvel, perdemos vitamina C através da urina e da transpiração. Portanto, precisaremos obter vitamina C a partir do consumo de frutas. Enquanto não precisamos consumir as células de outro animal para obter urato de sódio delas, já que obtemos este antioxidante em abundância de nossas próprias células que não estão mais funcionando. É a partir das bases purina adenina e guanina de nosso DNA e dos vários RNAs extintos que obteremos nosso urato de sódio antioxidante.

Por uma mudança aparentemente insignificante no valor de acidez entre o fluido renal e o sangue, é mantido um equilíbrio adequado tanto do urato de sódio quanto do ácido úrico, que tem que se mover dentro de uma faixa de concentração, que é determinada por uma constante chamada de dissociação ou constante de equilíbrio; ou seja

$$K_{eq} = [\text{urato de sódio}] \times [\text{prótons}] / [\text{ácido úrico}]$$

A concentração de urato de sódio é:

$$[\text{urato de sódio}] = K_{eq} [\text{ácido úrico}] / [\text{prótons}]$$

A quantidade entre parênteses é lida como concentração.

Isso significa que a constante de dissociação do ácido úrico Keq no sangue deve ser muito grande, ou que o ácido úrico deve ser quase completamente dissociado na forma de urato de sódio, de modo que a concentração de prótons permaneça constante. Isto é, para que a concentração destas substâncias permaneça dentro de uma faixa estreita de valores de pH, pois esta faixa não deve ser nem acima de 7,45 nem abaixo de 7,35, ou seja, na realidade este valor de pH tem que oscilar em torno de 7,40. Se este valor de acidez cair abaixo de 7,35, surgem os problemas de acidose. Enquanto que, se o valor de pH estiver acima de 7,45, outro problema chamado alcalose surgirá.

Mas ambos os problemas, acidose ou alcalose, são determinados apenas pelo valor desta constante de equilíbrio, que está relacionado com a concentração de prótons no sangue. Porque se o valor da concentração de prótons se mover para valores mais altos, o valor de equilíbrio também mudará para manter a razão dentro de um novo valor, ou seja, a faixa de concentrações de urato de sódio e ácido úrico. Neste caso, a fim de manter constante o valor da razão, a concentração de ácido úrico se tornará maior.

O problema do câncer, naturalmente, pode ser revertido quimicamente, assim que pudermos baixar a concentração de prótons e ácido úrico no sangue. Se de alguma forma conseguíssemos manter este equilíbrio dentro do valor em que as células funcionam normalmente, o câncer não ocorreria, é claro, porque não há nenhuma razão orgânica para que isto aconteça.

Capítulo 2

TAUTOMERISMO

O efeito de tautomerismo refere-se a uma mudança de configuração eletrônica que acontece com uma cetona para se tornar um álcool. Como pode ser visto na figura 6, no caso da base de guanina cetônica, que é transformada em uma guanina alcoólica. Se ocorrer um tautomerismo a uma cetona, isso fará com que os acoplamentos entre as bases mudem, alterando assim a estrutura eletrônica do DNA. No DNA, as bases de cetona mais propensas ao tautomerismo são as bases de guanina e uracilo.

A base da guanina pode mudar de sua forma cetônica normal para sua forma tautomérica ou alcoólica. Já a base de uracilo, após perder seu hidrogênio beta, pode mudar de sua forma cetônica para sua configuração alcoólica. Quando perder seu hidrogênio beta, a base de uracil perderá o hidrogênio alfa que está no nitrogênio número 3; e quando perder este hidrogênio alfa, uma base de uracil enólico passará por um processo de metilação. Para localizar qual é o nitrogênio uracil 3, veja a Figura 5.

Neste caso de tautomerismo, a base de guanina enólica pode reajustar a forma de seu acoplamento sob o efeito da acidose, que é um processo eletrônico. Enquanto que, no processo de metilação, tanto a base de uracilo de sua forma enólica como a base de citosina serão convertidas para a base de timina, e assim as bases de citocina e uracilo desaparecem do núcleo da célula.

Para formar o DNA, os cromossomos continuarão a emparelhar a base adenina com a base tiamina; mas, uma vez que as bases citosina e uracil desaparecem do núcleo celular, os cromossomos terão que emparelhar a base guanina enólica com a base tiamina. Este DNA estará errado em sua configuração eletrônica; ou digamos, este DNA não corresponde ao DNA original que configurou as células de um ser humano, antes de suas bases passarem pelo processo de tautomerismo e metilação, como conseqüência do aumento do grau de acidez no núcleo das células.

O tautomerismo vem do consumo de células de origem animal, pois as bases de adenina e de purina de guanina no DNA das células ingeridas serão convertidas em urato de sódio. Mas, se houver acidose no sangue, o urato de sódio será transformado em ácido úrico enólico. Na acidez normal, a forma do ácido úrico é cetônica. O ácido úrico enólico é um ácido mais forte do que o ácido úrico cetônico. Por exemplo, o ácido úrico cetônico não ataca o cálcio nos ossos; mas, o ácido úrico enólico irá retirar o cálcio da cartilagem que faz parte das articulações, levando a artrite deformada e osteoporose.

Como mencionado, a fim de manter um equilíbrio entre a concentração de urato de sódio e ácido úrico no sangue, o excesso de urato de sódio, ou urato de células consumidas, terá que ser convertido em ácido úrico enólico, de acordo com a seguinte equação de equilíbrio:

$$[\text{ácido úrico}] \leftrightarrow [\text{urato de sódio}] + [\text{prótons } H^+]$$

Esta equação mostra que, quando há uma alta concentração de urato de sódio no sangue, para manter o equilíbrio químico entre as quantidades de urato de sódio e os prótons H^+, a concentração de ácido úrico tem que aumentar. Enquanto que, a alta concentração de prótons H^+ à direita atingirá um ponto em que não poderá mais ser regulada pelo sistema de tamponamento do sangue. Ou seja, pelo carbonato de sódio $\leftrightarrow$ sistema tampão de ácido carbônico, cuja capacidade tampão controla o valor de acidez do sangue para que ele não saia de sua faixa normal, que está entre um valor de pH de 7,35 e 7,45. Para que a acidez permaneça dentro de sua faixa ou valor funcional normal, o pH deve ser de 7,40. Portanto, se houver um aumento no valor de acidez, o equilíbrio se moverá para uma faixa maior de concentração de prótons H^+, ou seja, de ácido úrico enólico.

Este sistema regulador é conhecido como um tampão e, neste caso, o carbonato de sódio veio do cloreto de sódio consumido com a refeição, quando o sal de cloreto de sódio foi convertido em ácido estomacal pela enzima secretina. A função do ácido estomacal é ativar a pepsina enzimática para que ela degrade as proteínas que foram ingeridas com a refeição.

As proteínas devem ser decompostas no estômago durante a digestão, de modo que os aminoácidos que compõem a proteína alcancem as células em forma livre. Nas células, os aminoácidos se ligam para transferir RNA, de modo que os ribossomos os insiram um a um, de acordo com o trigêmeo que traz o RNA mensageiro do núcleo, para que os ribossomos construam as diferentes proteínas.

A enzima pepsina é inativada na forma de pepsinogênio para que a pepsina não ataque as proteínas no estômago. Se a pepsina não for inativada, pode ocorrer ulceração gástrica no duodeno, pois o duodeno é altamente ácido, pois é no duodeno que o quimio produzido durante a digestão é neutralizado. O quimio é neutralizado pelo líquido biliar.

O grau de acidez no intestino delgado da válvula pilórica no duodeno deve ser alcalino para que não se formem bolhas de gás carbônico com o ácido clorídrico no estômago. Isto pode levar a outras conseqüências, tais como refluxos que podem causar arrotos do gás de dióxido de carbono que se forma, e o arrastamento de fluidos biliares para o esôfago ou gastrite.

A outra finalidade de neutralizar o quimio por sais biliares no duodeno é que as enzimas tripsina e quimotripsina continuem a degradação dos peptídeos ou restos de proteínas que não poderiam ser degradados durante a digestão do estômago; estes são degradados a um grau mais baixo de acidez. Geralmente, estes peptídeos que não foram degradados no estômago consistem de aminoácidos aromáticos, que são mais difíceis de se degradar com alta acidez.

Pelo consumo de células animais, o valor de acidez do sangue sairá de sua faixa funcional, e assim o pH do sangue diminui, ou seja, a acidez do sangue aumenta.

Mas não importa que tipo de carne animal é consumida; seja vaca, ovelha, galinha ou peixe; todos eles são seres vivos compostos de células; e, além do que dissemos, que somos todos formados por matéria magnética na forma de espíritos; ou seja, a energia que dá vitalidade à matéria eletrônica mutável do corpo de qualquer ser vivo. Ambas as energias são produzidas pelo movimento do Universo; assim, todos os seres vivos são irmãos tanto geneticamente quanto energeticamente.

Quando o ácido úrico se acumula no sangue, ele começa a liberar cálcio dos ossos, e o urato de cálcio se forma; mas, uma vez que o urato de cálcio passa através do ambiente ácido dos rins para a bexiga urinária, o urato de cálcio se cristaliza e cálculos biliares e cálculos renais se formam.

A proteína consumida com o pedaço de carne traz consigo um excesso do aminoácido metionina, que, perdendo seu grupo metilo, é convertido em homocisteína e levará à metilação do uracilo enólico e da citocina. Se houver acidose, o uracilo de sua forma cetônica mudará para sua forma enólica; e da forma enólica, o uracilo passará, como a base da citosina, por um processo de metilação. O resultado deste processo de metilação é que tanto a base da citosina quanto a base do uracilo se tornarão a base da timina.

O Tautomerismo faz com que as formas dos acoplamentos da base no DNA e no RNA sejam alteradas. Este fato é verificável, pois é na forma enólica que os cristais de ácido úrico são formados nas articulações das pessoas artríticas. Para ser mais preciso, este ácido úrico nas articulações de artrites é o encontrado nos rins, e na verdade está na forma de ácido 3-metilúrico, ou seja, o ácido úrico em artrites está na forma enólica.

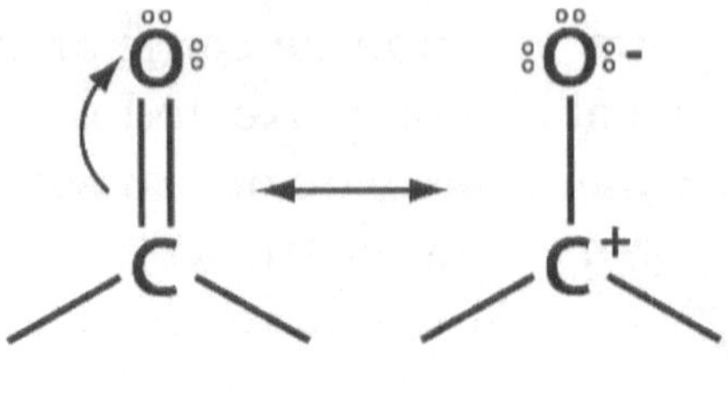

FIGURA 1

DE ALTA ACIDEZ CONVERTE O GRUPO CARBONILO DE UM CETONA =C=O DA ESQUERDA PARA UM ÁLCOOL ≡C-OH DA DIREITA

O processo de tautomerismo é químico; portanto, não temos outra forma de explicá-lo. Portanto, tente investir algum esforço para compreendê-lo neste capítulo. Como já dissemos, o fenômeno do tautomerismo ocorre quando uma cetona se torna um álcool, porque em um ambiente ácido, os álcoois são mais estáveis do que as cetonas.

Embora a dupla ligação da cetona (=C=O) à esquerda da figura 1 seja estável, (~178 kcal/mol) ela é apenas ligeiramente mais forte que a ligação simples (≡C-OH) do álcool à direita (~2 x 85,5 kcal/mol). Para que isso aconteça, são necessárias certas condições: por exemplo, deve haver um hidrogênio H ao lado do grupo carbonilo (=C=O) para que ele possa se destacar e compensar a carga positiva gerada no átomo de carbono (≡C$^+$). É este hidrogênio que é chamado de hidrogênio alfa, porque é o que está mais próximo do grupo carbonilo. Este é o hidrogênio alfa que pode sair, para que a cetona possa ser convertida em álcool, ou seja, para que a cetona possa passar por um processo de tautomerismo. O próximo hidrogênio que é propenso a sair seria o hidrogênio beta, que é o hidrogênio sobre o carbono 6 do uracil na figura 5, e assim por diante, com esta facilidade aumentando na ordem: hidrogênio alfa maior que o hidrogênio beta.

Nas moléculas onde a acidez permite a ocorrência destas condições, tanto a cetona quanto as formas enólicas podem coexistir, formando um equilíbrio químico dinâmico. Ou seja, uma destas formas passará para a outra apenas por uma mudança no grau de acidez.

Podemos dizer que a contribuição energética da forma à direita na Figura 1 pode, em alguns casos, ser até 50% da esquerda, o que significa que é possível que tanto a cetona quanto as formas enólicas eletrônicas possam coexistir independentemente, formando dois compostos distintos, ou seja, uma cetona em equilíbrio com seu álcool.

Ao definir o conceito de pH, uma importante classificação das reações iônicas nas moléculas orgânicas é baseada na natureza da partícula reativa, que é convenientemente assumida como sendo a espécie atacante. Deste ponto de vista, ou de acordo com a definição de Gilbert Newton Lewis, o ácido Lewis A da figura 2 será aquela espécie capaz de aceitar um par de elétrons; portanto, sua carga eletrônica é positiva. Enquanto a base B de Lewis é a substância que desiste de um par de elétrons; sua carga eletrônica é negativa.

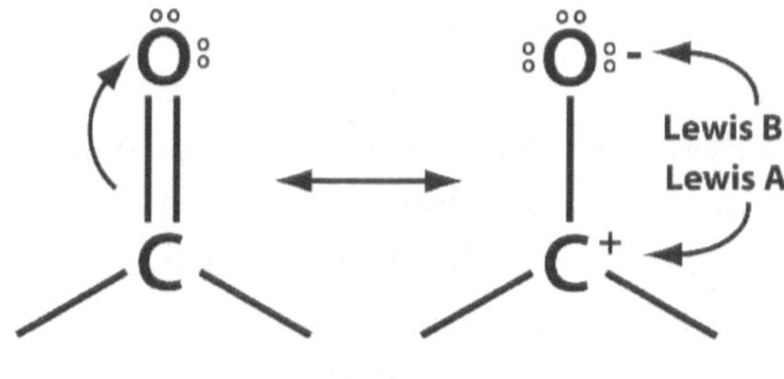

FIGURA 2

COMPORTAMENTO DO GRUPO CARBONIL COMO UM ÁCIDO LEWIS A, E COMO UMA BASE LEWIS B AO MESMO TEMPO

Com esta definição estabelecida, temos que: aquelas substâncias orgânicas que são aceitadoras de elétrons são chamadas de ácidos Lewis A, e são identificadas como substâncias eletrofílicas; ou seja, espécies eletrofílicas são aquelas substâncias que têm afinidade com as partículas que têm uma carga negativa em excesso. Enquanto isso, os doadores de elétrons são as bases de Lewis B, e são chamados de nucleófilos, pois são partículas de elétrons que têm afinidade com os núcleos, ou aquelas que carregam uma carga negativa.

Desta forma, são geradas reações orgânicas, que são classificadas como eletrofílicas e/ou nucleofílicas, dependendo do tipo de reagente doador ou receptor de elétrons que dá origem a estas reações.

Portanto, deduzimos que o grupo carbonilo de uma cetona a partir do qual podem ser dadas as condições de equilíbrio a ser formado com seu álcool, se comportará simultaneamente na mesma molécula de um ácido Lewis A, mas ao mesmo tempo, como uma base ou álcali de Lewis B, tais como as formas mostradas na Figura 2.

Esta é uma propriedade inerente ou característica do comportamento do grupo carbonilo de uma cetona com um hidrogênio alfa, já que os elétrons tremulam de uma forma para a outra em compostos onde tal possibilidade existe, ou, dependendo do grau de acidez. Isto significa que estas substâncias se comportarão como ácidos Lewis A ou alcalinos Lewis B, e estão sujeitas às condições ácidas do meio em que estão imersas. As substâncias que têm estas características de se comportar como ácidos e bases, dependendo do grau de acidez, são chamadas anfotéricas.

Assim, se a substância se comportar como base, ela pegará um ácido Lewis A, como é o caso das bases cetona de guanina e uracil, que podem pegar um próton (H⁺) em seu grupo carbonila do meio ácido se estiverem se comportando como cetonas, ou quando o ambiente do núcleo celular se tornar ácido. Neste caso, é o fluido interno das células afetadas pela acidose; isto influenciará as condições ácidas do sistema antioxidante dentro das células. Principalmente NADH e NAD⁺; que, como vimos, é responsável pela oxidação do ferro II em hemoglobina para ferro III, e pela redução do ferro III de volta para ferro II, de modo que a hemoglobina possa transportar oxigênio como ferro II e ácido carbônico como ferro III. Por sua vez, o sistema antioxidante dentro das células é necessário para manter esta faixa de acidez dentro de sua funcionalidade normal.

Se estas condições de alta acidez ocorrerem dentro das células, o grupo carbonilo da cetona =C=O será transformado em um grupo alcoólico, ≡C-OH. Assim, se o meio intercelular tornar-se ácido, a cetona, ou base de Lewis B na Figura 2, será transformada em um álcool; ou seja, um ácido de Lewis A. Este é mais estável e reativo que a cetona quando o meio se torna mais ácido.

Dadas estas circunstâncias, isto forçaria as moléculas onde esta situação está presente a se reagruparem eletronicamente nos cromossomos do núcleo, como acontece com uma cetona, ou que foi forçada a se transformar em um álcool. Podem se formar íons enolato mais estáveis, como os mostrados à direita da figura 3.

Se o processo for invertido, no íon enolato à direita na figura 3, a protonação ocorre no carbono e a cetona se regenerará novamente. Isso seria o que reverte o câncer. Mas se a protonação ocorrer sobre o oxigênio, será formado um enol (≡C-OH). Assim, como pode ser visto na Figura 4, uma cetona C com estas características variáveis, ou uma que tenha um hidrogênio alfa HA, estará em equilíbrio com seu enol E, que dependerá das condições ácidas no núcleo da célula.

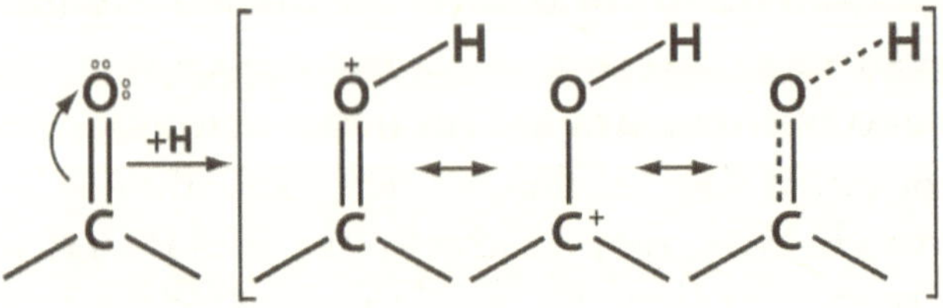

FIGURA 3

FORMAÇÃO DE UM ÍON ENOLADO DE ÁCIDO LEWIS A SO-BRE O GRUPO CARBONILA DE UMA CETONA

Entretanto, podemos ver que podem existir estados inter-mediários, como pode ser visto na Figura 3. Então, o ácido Lewis A será relativamente menos ácido, ou seja, será um ácido mais básico.

A acidez se move em uma escala relativa entre 0 e 14. Quando a acidez está entre 0 e 7 é considerada ácida; e de 7 a 14 é considerada básica. Supõe-se que a pH 7,00 o grau de aci-dez é neutro, embora este ponto seja difícil de alcançar, já que pH 7,00 é realmente um estado de transição entre a acidez e a alcalinidade. Um valor de pH igual a 7,00 é metastável.

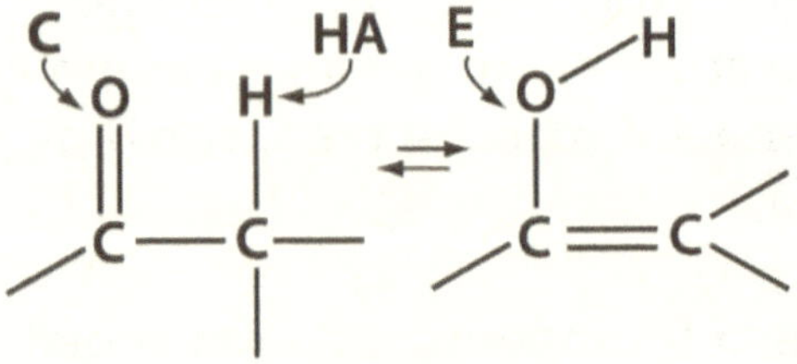

FIGURA 4

EQUILÍBRIO CETO-ENÓLICO ENTRE UMA CETONA C COM SEU ÁLCOOL E O ÁLCOOL ALFA E O ALFA HIDROGÊNIO HA QUE PODE SAIR PARA FORMAR O ENOL E

Uma característica importante é que a cetona e as formas enólicas são moléculas reais. Ou seja, são substâncias separadas e distintas e não devem ser confundidas com isômeros de ressonância, que são apenas formas intermediárias teóricas e altamente reativas que não param de formar substâncias estáveis ou que têm uma existência física real. Enquanto que, é possível preparar enolatos em laboratório, como mostrado nas Figuras 3 e 4. É por isso que, para identificar ou descrever a relação entre a cetona e as formas enólicas, outro nome teve que ser adotado: eles são chamados tautômeros; e onde estas inter-conversões de keto-enólico ou de uma forma para outra ocorrem, o fenômeno é conhecido como tautomerismo. Tautomer é derivado da palavra inglesa taut.

Em equilíbrio, os tautômeros são formados; no entanto, eles mudam rapidamente de uma forma para a outra mesmo em condições normais. É por isso que é difícil isolá-los para caracterização no laboratório.

Pela mesma razão, é provável que seja impossível, do ponto de vista prático, medir este equilíbrio ceto-enólico no sangue de uma pessoa que sofre de câncer. Pelo menos para poder provar que esta é a causa do câncer, ou para provar a existência destas cetonas e compostos enólicos como duas substâncias distintas e independentes. Ou, se quiser, para explicar o fenômeno do tautomerismo, que é evidente e razoável do ponto de vista deduzido pela análise eletrônica e teórica da estrutura molecular de cada molécula que provavelmente participará de um processo de tautomerismo. Devemos o conceito de tautomerismo ao químico holandês Jacobus Henricus van 't Hoff.

Como é impossível medir, por exemplo, o grau de deslocamento do equilíbrio tautomérico de um DNA in vivo, foram feitas tentativas de simular este equilíbrio através de experimentos in vitro usando a chamada "Teoria Funcional da Densidade Combinada" com o modelo de solução contínua Poisson-Boltzmann. Este é um método teórico quântico, que só levará a uma probabilidade teórica por simulação experimental. Entretanto, o tautomerismo pode ser deduzido teoricamente, bastando aguçar a análise e conhecer as características químicas das cinco bases que compõem o DNA e o RNA das células, como as bases que compõem o DNA mostrado na Figura 5.

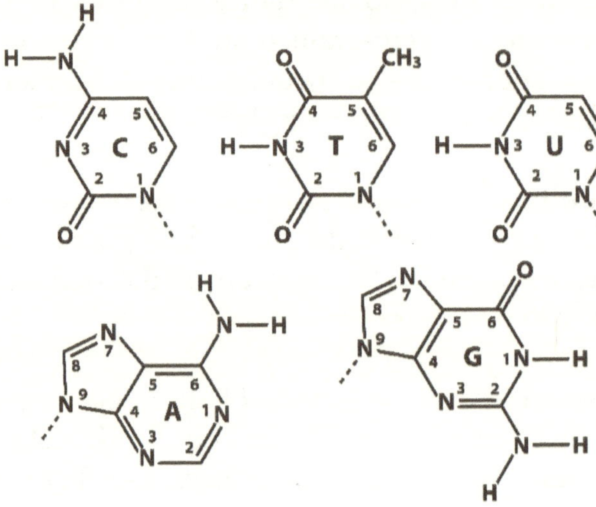

FIGURA 5

AS CINCO BASES QUE ESTÃO NO CERNE DE UMA CÉLULA SADIA

Na Figura 5 podemos distinguir as cinco bases que estão no núcleo das células dos cromossomos para construir a sequência de DNA e os ribossomos para construir proteínas. As quatro bases envolvidas na formação do DNA são: adenina A, guanina G, timina T e citosina C. Os grupos de ligação que não são mostrados são as linhas de barras tracejadas (---) que correspondem às moléculas de açúcar desoxirribose que formam as cadeias laterais do DNA, ou o que já identificamos como nucleosídeos. A base do uracil não participa da conformação do DNA; a base do uracil participa apenas da conformação do RNA.

Estas bases são formadas no núcleo a partir do folato; e o ácido folínico é formado a partir do folato. O folato é encontrado em frutas verdes; e uma das formas ativas do folato é o ácido fólico, razão pela qual seu consumo é recomendado durante a gravidez para evitar erros genéticos no feto, tais como espinhas bífidas ou abertas.

Sob as mais rigorosas condições de acidez ou do ambiente químico normal dentro do núcleo das células, nos cromossomos, a base de timina é obtida pela participação apenas no DNA; mas a base de timina não participa da formação do RNA.

Isso significa que, de alguma forma no núcleo das células, as bases que compõem o DNA são propensas a mudanças, que ocorrem de acordo com as condições ácidas ou básicas do núcleo. É isto que determina a forma destes acoplamentos originais de pares de bases nos cromossomos. Portanto, as condições ácido-base para que os acoplamentos ocorram serão determinadas pelo grau de acidez que prevalece dentro do núcleo das células; porque, como você pode ver, esta forma muito específica de emparelhamento de bases depende das funções que cada par de bases deve cumprir no DNA e RNA dentro e fora do núcleo.

Se observarmos a Figura 5, notamos que a única coisa que diferencia a base timina da base uracil é que a base timina tem o grupo metilo ($-CH_3$) inserido no carbono 5 do anel. De alguma forma, seja porque o grupo metilo é uma espécie reativa que dá carga negativa, este grupo metilo está próximo ao grupo cetona da timina, o que não permite que a base de timina cetona, ou que a base de timina cetona se torne um enol.

A outra razão é que, com o carbono 5, o grupo metilo substituiu o hidrogênio alfa, de modo que a timina não pode sofrer tautomerismo. A base de timina só tem um hidrogênio beta no carbono 6, mas é menos provável que a base de timina seja tautomerizada. Enquanto que, relativamente falando, ou de um ponto de vista de probabilidade, o tautomerismo ocorrerá mais fortemente na base da guanina cetônica, porque o oxigênio na guanina cetônica atrairá o próton do meio ácido, ou do nitrogênio que é adjacente ao grupo da cetona, ou seja, o nitrogênio número 1, como mostrado na Figura 5.

Quanto à base de uracil, podemos ver na Figura 5, que a base de uracil tem dois hidrogênios alfa adjacentes ao grupo carbonilo sobre o carbono número 4; especificamente sobre o nitrogênio número 3 e o nitrogênio número 5. Assim, uma dupla ligação pode ser formada no uracil assim que o uracil for transformado da forma cetônica para um enol pelo hidrogênio, deixando o carbono número 5. Então, o hidrogênio alfa sobre o nitrogênio número 3 sairá mais facilmente, o que é mais provável que aconteça sobre a base enólica do uracil. Assim, quando o meio for ácido, a metilação ocorrerá na base do uracilo enólico, como mostrado na Figura 12.

As bases adenina e guanina são aquelas que correspondem ao grupo purina, ou seja, estas são bases menos básicas. As bases citosina, timina e uracil pertencem ao grupo das pirimidinas, ou seja, são bases mais básicas.

De acordo com o que vimos neste equilíbrio ceto-enólico, aquelas bases que contêm em sua estrutura eletrônica grupos cetônicos ($=C=O$), mais um hidrogênio alfa que pode ser separado, estas bases podem ser configuradas na forma de um enol, ou seja, um álcool ($\equiv C\text{-}OH$) para que uma dupla ligação seja produzida no anel. Assim, esta base se tornará uma molécula mais estável aromaticamente quando o ambiente químico se tornar ácido.

Enquanto que a base de citosina, apesar de ter um grupo cetona sobre carbono 2, esta base pirimidina tem a característica eletrônica de não ter um hidrogênio alfa sobre o nitrogênio adjacente sobre o carbono número 1 e 3 de seu grupo cetona. Em outras palavras, a citosina não possui um hidrogênio alfa que possa ser destacado para capturar uma das ligações e depois fechar de forma estável o anel, o que é uma condição necessária para que o enol se forme. A dupla ligação no anel da base da citosina é completa com átomos de hidrogênio, de modo que a base da citosina é inalterável para que ocorra um processo de tautomerismo eletrônico.

Concluímos que o que pode acontecer com a base de citosina é a metilação quando o ambiente celular se torna mais ácido, pois a alta acidez exporá o carbono 5 do anel de citosina a nucleófilos ou grupos necrófagos como o radical metílico ($\cdot CH_3$) quando o ambiente celular se torna mais ácido. Ou quando tais grupos metílicos são mais abundantes devido ao consumo de proteína animal.

Isto leva à desmetilação do aminoácido metionina. O aminoácido metionina é o mais freqüentemente encontrado em todas as proteínas animais, porque o aminoácido metionina é o que marca o trigêmeo inicial do ribossomo; em outras palavras, a metionina é o código que diz ao ribossomo para 'start here', para que o ribossomo possa iniciar o processo de fabricação de uma proteína. Assim, a metionina vem em todas as proteínas animais.

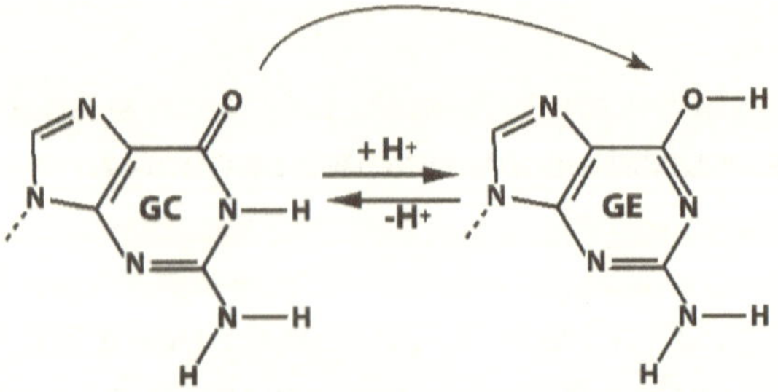

O
N
GC
N—H
+H+
-H+
O—H
N
GE
N
N
N—H
H
N—H
H

FIGURA 6

TAUTOMERISMO NA GUANINA: SE O MEIO FOR ÁCIDO GUANINA CETÔNICA GC SE CONVERTERÁ EM GUANINA ENÓLICA GE

O acoplamento correto ou não destas duas bases depende da modificação que os cromossomos devem fazer para mudar a estrutura eletrônica do DNA. Pois, no DNA normal, as bases são ligadas eletronicamente por ligações de hidrogênio (a linha pontilhada na Figura 8; H---O=C=, H---N=). As ligações ou pontes que se formam entre os átomos de hidrogênio são conhecidas como Forças de Van der Waals.

Como veremos com mais detalhes no caso da metilação, esta mudança ocorre porque o consumo da carne de outro animal traz as células, proteínas e colesterol específicos de cada linhagem animal, e é por isso que ocorrem os ataques cardíacos. A proteína da carne animal é rica no aminoácido metionina, que provoca a metilação e induz o câncer.

O aminoácido metionina, ao perder seu grupo metilo, tornar-se-á homocisteína; o que, além de nos deixar com uma abundância do grupo metilo, fará com que as bases citosina e uracil se convertam em timina. O aminoácido homocisteína também é um agente antioxidante; portanto, a homocisteína usurpará o papel antioxidante dos outros antioxidantes naturais dentro das células, tais como: a enzima superóxido dismutase, fosfatase alcalina, hexoquinase e NAD$^+$ oxidado e

NADH reduzido, que, como vimos, têm a função de modificar o estado de oxidação do ferro da hemoglobina. Assim, essa hemoglobina transporta alternadamente oxigênio e dióxido de carbono sob a forma de ácido carbônico.

Não precisamos consumir proteínas para viver, mas os aminoácidos que estas cadeias contêm, que podemos encontrar de forma mais abundante e variada nos vegetais. Como dissemos, a enzima pepsina no estômago irá quebrar essas proteínas para obter os aminoácidos. Por exemplo, no arroz e nas leguminosas, as proteínas são de cadeia mais curta, portanto são mais fáceis de digerir do que as proteínas da carne animal. Entretanto, estas proteínas das leguminosas e do arroz não são completas, ou seja, estas proteínas não contêm todos os aminoácidos essenciais. A proteína da carne, por exemplo a carne bovina, é completa, porque a vaca obteve sua ração completa de aminoácidos essenciais e não essenciais somente comendo vários tipos de vegetais. Mas ao comer arroz com legumes, obtemos uma grande parte dos 8 aminoácidos essenciais desta combinação.

Na verdade, animais vegetarianos como hipopótamos, gorilas, vacas, girafas e elefantes comem apenas vegetais para obter sua ração diária de aminoácidos. Os humanos não precisam matar outros seres para comê-los, porque a comida é mais abundantemente encontrada nos vegetais, mas não teremos que correr atrás de um animal para matá-lo. A domesticação de animais, na mal chamada agricultura animal, é um engano para nossos irmãos, que são os que pagam com seu infortúnio por esta ignorância da comida humana.

Capítulo 3

ACOPLAMENTO ENTRE AS BASES

No DNA normal, a base da guanina cetônica pode formar ligações de hidrogênio com o hidrogênio ligado ao átomo de nitrogênio 1 e com o hidrogênio do nitrogênio do grupo amino, que está ligado ao carbono número 2, como pode ser visto na Figura 5. Das três bases pirimidínicas como a timina, o uracilo e a citosina no núcleo que podem satisfazer esta condição de acoplamento com a base cetônica da guanina, é a base da citosina.

Não há outra base de pirimidina que tenha as mesmas características eletrônicas, mas a base da citosina. Além disso, este acoplamento é obtido por ambas as bases de forma conjugada. Como pode ser visto na Figura 7, que mostra como a base de guanina cetona contribui para a ligação do hidrogênio através do grupo amino ligado ao carbono número 2. Além disso, eles são unidos pelo átomo de hidrogênio que é ligado ao seu número 1 de nitrogênio. Enquanto isso, a base de citosina contribui para a formação da ligação de hidrogênio, também a partir de seu grupo amino que está ligado ao carbono número 4.

Esta tripla força de ligação é recíproca; portanto, esta é a forma mais estável de acoplamento que forma o DNA. Enquanto que, esta condição química com a base de guanina cetônica não pode ser preenchida pela base de uracilo. Portanto, a base do uracilo não pode se ligar à base da guanina cetônica ou à base da adenina para formar o DNA. Concluímos que, naturalmente ou normalmente, no DNA, a base cetônica da guanina só pode formar ligações de hidrogênio com a base citosina, já que não há outra base que possa formar esta ligação.

A base adenina tem apenas duas possibilidades, pois tem um único hidrogênio em seu grupo amino ligado a seu carbono número 6. Assim, para que a base adenina forme uma ligação de hidrogênio com um oxigênio, este acoplamento só pode ser alcançado se a adenina aceitar uma ligação de hidrogênio com seu número 1 de nitrogênio para formar duas ligações de hidrogênio. Esta é uma condição química que só é possível entre a adenina da base e a timina da base. Neste caso, e como podemos ver na Figura 5, a base de adenina poderia se acoplar à base de cetona uracil; mas, isto é apenas de forma relativa, porque a base de timina é mais básica do que a base de uracil. Como a base de timina, como dissemos, carrega o número 5 de carbono de seu anel, o grupo metil que substituiu o hidrogênio alfa. Assim, este grupo metil dá à base de timina uma maior estabilidade energética.

Do ponto de vista eletrônico, a base de uracil também não será capaz de acoplar-se à base de adenina. Mas não há outra base no núcleo celular que funcione com as mesmas ou similares características eletrônicas da base de timina, ou outra base que possa preencher esta condição para substituí-la.

Portanto, a base de uracil não se encaixa com a base de adenina ou a base de guanina cetônica para formar ligações de hidrogênio; desde que a condição ácida dentro do núcleo seja normal, para que o DNA se replique dessa forma específica sob condições padrão de acidez de DNA. Porque se isto não acontecesse desta forma, os dois grupos de cetonas da base de timina se enfrentariam em uma fila da cadeia lateral do DNA; e estes grupos de cetonas se repeliriam ou se rejeitariam mutuamente, quebrando a seqüência daquele lado da hélice na cadeia do DNA.

No DNA normal ou N-DNA mostrado na Figura 10, vemos que outra ligação de hidrogênio se forma entre a base de timina e a base de citocina. Esta ligação faz a cadeia de DNA girar como uma espiral. A ligação entre a timina e a citocina é perdida em caso de câncer.

Assim, nem a base do uracilo nem a base da timina podem se unir à base da guanina cetônica para formar uma estrutura em cadeia no DNA normal. Enquanto que, esta estrutura química para acoplamento só pode ser preenchida pela base de citosina com a base da guanina cetônica.

O câncer é um fenômeno químico, portanto precisamos saber como são estes acoplamentos para saber como o câncer pode ser gerado quimicamente, pois o DNA que dá a cada célula sua estrutura é composto de matéria eletrônica, que fará os ajustes necessários entre os acoplamentos eletrônicos. As células compostas foram formadas pela mutação de vírus; portanto, as células não têm consciência de sua existência ou de seu desempenho em seres vivos, mesmo que sejam apenas seres quimicamente funcionais.

Além disso, a forma desses acoplamentos base a base é matéria eletrônica que foi formada a partir da energia eletrônica. Portanto, pode-se esperar que ela e todas as formas de matéria mudem constantemente, pois pode formar um número infinito de tipos e combinações entre as infinitas faixas de energia e diferentes tipos de matéria de origem eletrônica.

Considerando que o espírito é composto apenas de massa magnética, e pode ou não estar ciente do mecanismo do acoplamento das bases no DNA das células que compõem seu corpo físico, que é composto de matéria eletrônica. É apenas o conhecimento do espírito que estará ciente de como estes acoplamentos ocorrem, e o conhecimento é adquirido através do aprendizado.

As células de um corpo vivo não têm memória; pois estas células vêm de um diplóide. A diplóide vem da integração de dois haplóides: um haplóide vem das gônadas do macho e o outro haplóide vem do ovo da fêmea. A memória é trazida pelo espírito em forma magnética, que é incorporada ao bebê no útero, 5 meses após a gestação, quando o diplóide se tornou um bebê com ela ou seu sexo definido.

O espírito e o corpo são dois tipos diferentes de energias. O corpo físico contém apenas matéria eletrônica; enquanto que o espírito que habita o corpo físico é composto de massa magnética sem matéria eletrônica.

O mundo físico é apenas uma estação para a atração espacial entre o gênero feminino e o masculino. Na raça humana, estas duas energias magnéticas e eletrônicas formam as energias de uma mulher e de um homem. A fêmea vem da integração de fúmions negativos, e o macho, da integração de fúmions positivos. Mas esta atração física é a mesma para todos os gêneros de organismos vivos.

O que é definido como morte na Terra não pode existir em nenhuma forma, pois é impossível que a matéria eletrônica do corpo físico morra, e a probabilidade da massa magnética do espírito morrer é nula. Há apenas uma separação entre os dois tipos de energia. A massa magnética se separa da matéria eletrônica do corpo quando o corpo eletrônico completa suas mudanças físicas em seu estado evolutivo. Na Terra, isto é chamado de velhice. É apenas um momento; pois, o tempo não existe no mundo espiritual. Nesse momento de desconexão, a matéria eletrônica do corpo será desprovida da massa magnética que lhe deu vida, e a matéria eletrônica evolutiva do corpo será livre na Terra; assim, ela continuará a mudar com o passar do tempo. Enquanto que a massa magnética do espírito será eternamente massa magnética no momento eterno. O que a massa magnética do espírito ganha ao nascer é o conhecimento durante o tempo em que ele fez parte de um corpo físico.

Este fenômeno do acoplamento entre as bases no DNA é o resultado da combinação destes dois tipos de energias por uma condição que agora dizemos ser de natureza química. Isto é vital para a manifestação da vida física através do acoplamento correto das bases no DNA. Para a matéria eletrônica forma uma seqüência de acoplamentos, que dão as características físicas a cada indivíduo por meio de um código genético.

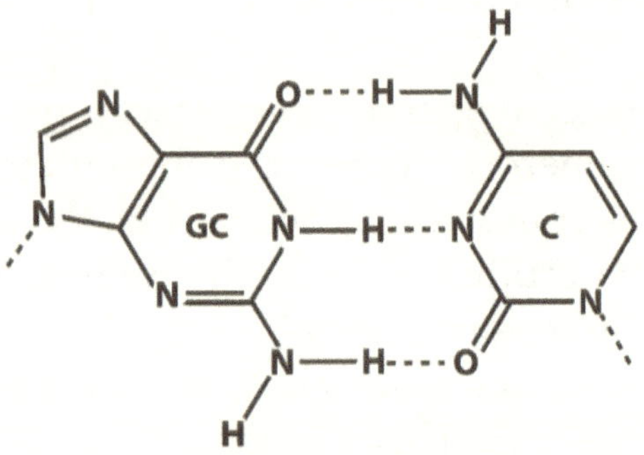

FIGURA 7

PONTE DE HIDROGÊNIO DE GUANINA CETÔNICA GC ACOPLADA À BASE DE CITOSINA C EM ADN NORMAL

Para esta integração dos dois tipos de energia para ter essa funcionalidade ou forma de vida, as bases purinas podem ser acopladas com as bases pirimidinas de uma forma específica, ou somente dessa forma: a base guanina cetônica acoplada à base citosina, e a base adenina se unirá somente com a base timina. Como a base de uracil não satisfaz estas condições, a base de uracil não pode participar ou ser parte do DNA, como mostrado na Figura 8.

As quatro bases se emparelharão no DNA via ligações de hidrogênio, formando pares ou grupos de dois, que serão emparelhados da forma já mencionada: o par formado pelas bases adenina=timina, e o par formado pelas bases guanina keto $\equiv$citosina unidas por duas e três ligações de hidrogênio, respectivamente. Mas, no DNA normal, outra ponte de hidrogênio é formada entre os dois pares de bases pirimidinas, ou seja, a ponte de hidrogênio timina-citosina.

Neste caso, estes pares de bases fazem com que as duas cadeias de nucleotídeos que compõem o DNA sejam unidas pelas pontes de hidrogênio representadas pelas linhas pontilhadas entre as bases formadas por três pares de bases: adenina-timina, timina-citosina e guanina cetona-citosina.

Portanto, a junção neste trecho de DNA, como podemos ver, é na verdade mais complexa do que a simples junção entre as bases adenina=timina (A=T), timina-citosina (T-C) e guanine$\equiv$citosina (G$\equiv$C). Isto faz com que o DNA seja tanto amontoado como torcido como a molécula mais fascinante conhecida na química da formação da vida.

Nas extremidades laterais da molécula de DNA, as ligações nucleotídicas são formadas entre os nucleotídeos por ligandos com as moléculas de açúcar deoxirribose e ácido fosfórico. Estas ligações criam um efeito de torção do DNA da esquerda para a direita. Para a torção da esquerda para a direita desta espiral, todas as moléculas de desoxirribose devem ser direitas, mas em ordem seqüencial. Portanto, um açúcar canhoto não pode intervir com um açúcar destro, porque seria uma enorme confusão; ou não haveria vida.

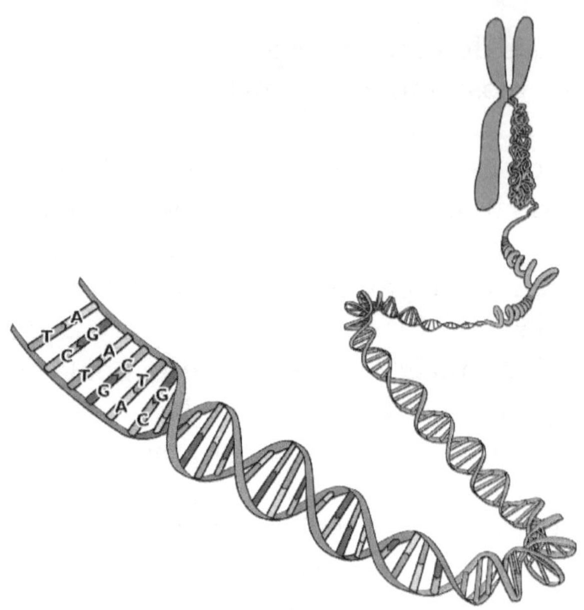

FIGURA 8

UMA MOLÉCULA DE DNA SINTETIZADA POR CROMOSSOMOS. É A MOLÉCULA MAIS EXTRAORDINÁRIA DA QUÍMICA; PORQUE É A MOLÉCULA ELETRÔNICA QUE DÁ A ENERGIA DA VIDA A TODOS OS SERES NA TERRA

O mesmo vale para a formação de proteínas: todos os aminoácidos envolvidos na formação de proteínas são canhotos, mas não há seqüência de aminoácidos canhotos e destros. Os aminoácidos canhotos não estão envolvidos na conformação proteica; porque uma seqüência de aminoácidos canhotos e dextros não permitiria que as proteínas se enrolassem tridimensionalmente. Se fosse um aminoácido canhoto seguido por um aminoácido destro, as proteínas seriam retas e os corpos físicos não existiriam. As proteínas têm que ser tridimensionais, porque entre outras funções, estas moléculas formam o preenchimento do esqueleto do corpo físico.

Esta forma de acoplamento entre as moléculas esquerdas e direitas deve-se à quiralidade; assim como a quiralidade dos aminoácidos produz proteínas, onde todos os aminoácidos envolvidos nas proteínas são canhotos; e quando se tenta introduzir um aminoácido destro, ele não se encaixa porque mudaria a seqüência de aminoácidos na cadeia protéica.

As ligações destes rungs são devidas tanto à quiralidade como à força das ligações de hidrogênio entre os pares de bases purinas adenina e guanina com as bases pirimidina timina e citosina. Já as linhas laterais contínuas que ligam estes pares são formadas pelo acoplamento destes dois pares de bases. Portanto, temos dito que acidez ou basicidade são termos relativos, já que outras forças de ligação eletrônica, como as ligações de hidrogênio, estão envolvidas na união dos átomos.

Como indicado, o fenômeno do tautomerismo só pode acontecer com as bases cetônicas da guanina, e com o uracil quando o uracil se tornou enólico. Isto acontece assim que o ambiente químico do núcleo celular se torna mais ácido. Quando isto acontece, o grupo de cetonas sobre o carbono número 6 da base da guanina, ou o número 4 do uracil, tornará enólicas as bases cetônicas da guanina e do uracilo. Em outras palavras, a guanina e o uracil em forma alcoólica se tornaram uma forma de bases que, ao invés de dar, agora aceitam cargas eletrônicas a fim de formar ligações de hidrogênio. Podemos dizer que quando as bases da guanina e do uracilo eram cetônicas, isso as tornou bases nucleofílicas, ou bases Lewis. Mas logicamente, quando a acidez é alta no núcleo celular, as bases cetônicas da guanina e do uracilo tornam-se bases enólicas; ou seja, agora são eletrofílicas, ou seja, os ácidos Lewis.

Enquanto os hidrogênios alfa, isto é, o número 1 da guanina cetônica e o número 5 e 3 do uracil, sendo ligações fracas, estes hidrogênios podem ser propensos a sair facilmente, quando ocorre uma mudança de acidez para um valor mais alto. Assim, o hidrogênio do grupo amino em carbono número 2 do anel base da guanina enólica permanecerá um aceitador de cargas eletrônicas. Quando a base de uracil se torna enólica, ela perde o hidrogênio sobre o nitrogênio 3; assim, uma ponte de hidrogênio não pode mais se formar naquele local.

Este grupo amino sobre a guanina enólica continuará a formar a ponte de hidrogênio, como podemos ver na Figura 9 para o caso da guanina enólica. Portanto, o nitrogênio número 1 da base da guanina enólica está agora esgotado, o que significa que a base da guanina enólica não pode mais formar uma ponte de hidrogênio especificamente neste local, ou seja, não há mais nenhum hidrogênio alfa na base da guanina enólica que possa ser liberado para formar uma dupla ligação.

Entretanto, a base da guanina com sua forma enólica será capaz de formar uma ponte de hidrogênio com o átomo de nitrogênio que perdeu seu hidrogênio alfa. Mas a única base que pode fornecer o hidrogênio para formar tal ligação de hidrogênio é a base timina, ou seja, a base número 2 na figura 5. Como, devido ao tautomerismo, a base do uracilo tornou-se semelhante à base da citosina, ela não tem um hidrogênio sobre sua base de nitrogênio número 3, como pode ser visto na Figura 5.

Portanto, esta nova e circunstancial exigência não pode ser cumprida pelas bases de citosina, nem pelo uracil, mas pela base de timina em sua forma cetônica, assim que a base de guanina cetônica e a base de uracil se tornam bases com uma configuração eletrônica enólica. Assim, para formar um acoplamento com a base da guanina em sua forma enólica, a única base que resta no núcleo das células para que os cromossomos formem a ligação de hidrogênio, como na Figura 8, é a base timina.

Se olharmos novamente para a Figura 5, talvez este requisito possa ser melhor preenchido pela base de timina com a base enólica da guanina, pois neste caso de maior acidez, o grupo de cetonas sobre o carbono número 4 da base de timina tem que ser mais estabilizado. Como a base de timina tem um grupo metilo sobre o carbono número 5 de seu anel e nenhum hidrogênio alfa, a base de timina é resistente ao tautomerismo, mas esta estabilidade é graças à contribuição do grupo metilo sobre o carbono número 5 da base de timina na figura 5.

A acidose e a metilação causam a perda da base do uracilo e da base do citocromo do núcleo celular. Porque estas duas bases serão convertidas em timina quando ocorrer tautomerismo nas bases de citosina e enol de uracilo. Em última análise, é a base de timina no DNA que pode compensar esta falta de citosina e uracil, pois é a única base que pode se acoplar à base de guanina enólica, como pode ser visto na Figura 10.

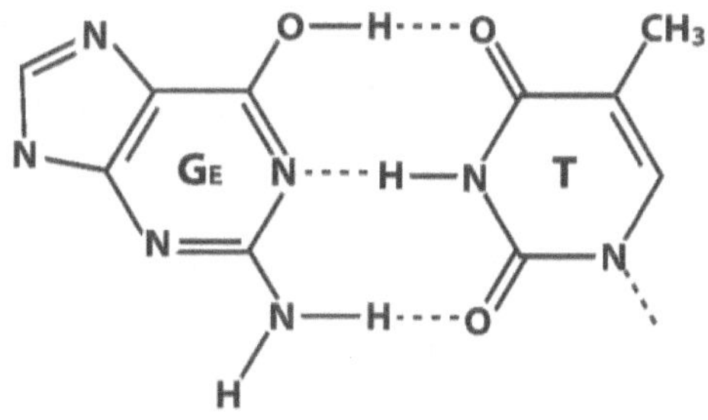

FIGURA 9

EM ADN, A GUANINA NA FORMA ENÓLICA SÓ PODE ACOPLAR-SE COM A BASE DE TIMINA

Olhando o que as Figuras 3 e 6 mostram em relação ao tautomerismo nas bases do uracilo e da guanina, vamos olhar a Figura 10 para ver o que acontece quando a base da guanina é transformada de sua forma cetônica para a configuração espacial enólica no DNA da célula, que é uma condição eletrônica relativamente mais estável sob estas condições de acidose.

Agora, entretanto, surgiram condições para que ao invés de estar com a base citosina, o acoplamento da base guanina à sua forma enólica ocorra com a base timina. Como mostrado na Figura 9.

Este aumento da acidez, como já dissemos, teve origem na condição ácida do citoplasma e depois no núcleo; que, por sua vez, foi causado pelo excesso de ácido úrico, ácido carbônico e ácido lático, como produto de hemólise e glicólise nas mitocôndrias das células musculares. Como o processo de respiração foi afetado e o suprimento de oxigênio pela via respiratória normal diminuiu. Isto, por sua vez, afetou o sistema de oxidação/anti-oxidação, e assim por diante. Depois disso, o complexo enzimático, que antes da acidose era controlado pela própria célula, será perturbado.

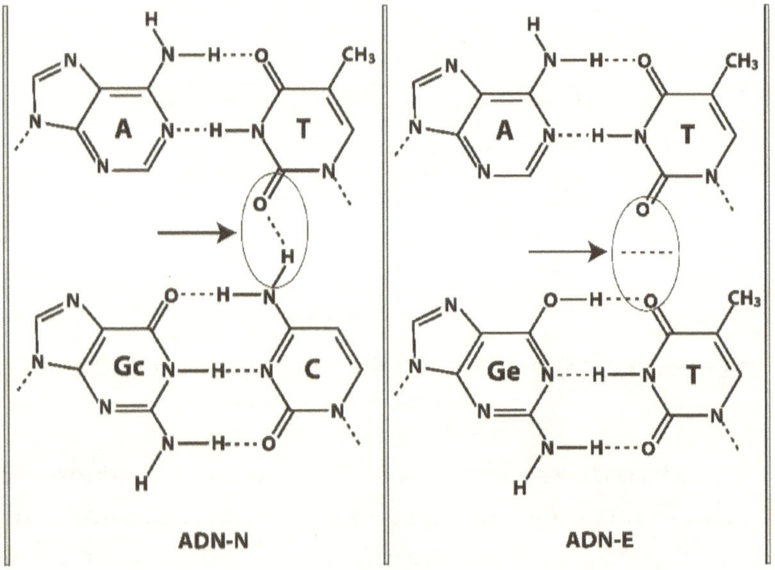

FIGURA 10

N-DNA: NORMAL DNA KETONIC GUANIN Gc COUPLED WITH CYTOSIN. E-DNA: GUANINA ENÓLICA Ge COLABORADO COM A BASE THYMININE. É ASSIM QUE A MUTAÇÃO DO DNA QUE DÁ ORIGEM AO CÂNCER

Esta condição adversa começou, como já demonstramos, pelo desequilíbrio de concentrações entre o ácido úrico e o urato de sódio: [ácido úrico] ↔ [urato de sódio] [prótons H⁺], a partir do momento em que começamos a ingerir as células inativas da carne animal. Já que, como vimos, precisamos que a concentração de nosso urato de sódio antioxidante seja pelo menos 40 vezes maior do que a concentração de ácido úrico.

Assim, as células portadoras deste DNA E-E errôneo na Figura 10, perdem sua estrutura ou configuração eletrônica, bem como sua propriedade química original, e podem ocorrer problemas relacionados a esta seqüência genética distorcida.

A replicação destas células mutantes induz, por exemplo, um leve tumor que, à medida que progride em tamanho, se tornará visível como um câncer, à medida que a replicação destas células geneticamente ativas prossegue. Entretanto, apesar de serem ativas, estas células se replicam mais rapidamente do que as células saudáveis. Elas são mutáveis, pois essa é a natureza da matéria eletrônica que forma o DNA para buscar seu reajuste eletrônico, dependendo das condições ácidas para os cromossomos dentro do núcleo celular, como mostrado na Figura 10.

Assim, ao causar acidose, também conseguimos mudar a estrutura molecular cetônica ou normal da guanina cetônica e do uracilo. Portanto, as condições necessárias para a formação natural das ligações de hidrogênio (H---O=C=, H---N=) também serão alteradas. Porque em qualquer caso, a estrutura tautomérica ou enólica da guanina só pode se acoplar à estrutura cetônica ou normal da base timina, introduzindo assim um erro de acoplamento no DNA mutado.

A tripla ligação que a base da guanina tem que formar com a base da citosina deve possuir a característica particular de contribuir com sua quinta ligação de hidrogênio entre os pares de base de timina e citosina, o que, como mencionado, confere maior estabilidade energética e tridimensionalidade ao DNA, o que fortalece ou estabiliza a estrutura original do DNA. Portanto, esta influência como uma tripla ligação deve ser importante. Como uma quinta ponte de timina citosina, ela também deve dar ao DNA uma maior estabilidade, como pode ser visto à esquerda da Figura 10. Ou seja, a ponte de hidrogênio número 3. Estas ligações de hidrogênio produzem uma aglomeração, o que impõe uma alta estabilidade energética sobre o DNA normal.

Enquanto que, esta ponte de hidrogênio entre a base de timina e a base de citocina desaparece quando a base de guanina em forma enólica se une com a base de timina. Ou seja, a ponte de hidrogênio entre os pares de bases desaparece, como mostra a linha tracejada na figura 10. Assim, a força da ligação tripla é menor no DNA errado e, de certa forma, o DNA errado se torna energeticamente mais fraco. Menos energia será necessária para sintetizar o DNA não compatível, e o DNA mutante se replicará mais rapidamente que o DNA normal, como no caso do câncer.

É uma mutação do tipo transição, pois é causada pela substituição entre bases da mesma classe, ou seja, pirimidina por pirimidina (a citosina base para a base timina), o que é mais provável, pois esta forma de acoplamento não introduz uma mudança substancial na estrutura química normal, ou do DNA original, como pode ser visto na Figura 9.

Entretanto, os cromossomos de uma célula que estão envolvidos neste tautomerismo, e se o tautomerismo se tornar peremptório, a célula será capaz de continuar com seu trabalho reprodutivo, mas, roteada por uma lógica de caráter químico de seus cromossomos, como pode ser visto na Figura 8.

A síntese de DNA estará em desacordo com outras células, pelo menos em termos de velocidade de replicação e funcionalidade. Esta célula não será adequada para configurar a matéria eletrônica do corpo de um ser humano nascido com um conglomerado de células normais. Mas, uma mudança na estrutura de seus genes foi introduzida por sua forma de alimentação. Portanto, estas células mutantes pertencentes ao mesmo corpo entrarão em conflito com as outras células saudáveis.

É importante saber, como já dissemos, que estas diferenças são relativas entre si, pois nos laços eletrônicos não precisa haver necessariamente um contraste marcante para que os ajustes necessários ocorram e para que os acoplamentos entre as bases sejam propícios. Em um sentido relativo, pode-se dizer que se houvesse uma abundância de grupos metil dentro do núcleo celular, a base de citosina não estaria mais disponível, porque no processo de metilação, como veremos, toda a base de citosina seria convertida para a base de timina, que é o parceiro da base adenina.

Assim, esse núcleo celular, quando envolvido em um processo de tautomerismo e metilação, se transformará energeticamente em uma configuração química relativamente estável e funcional, sob aquelas condições de maior acidez no núcleo celular, de modo que os cromossomos da Figura 8 replicam o DNA de forma errada. Mas sua taxa de replicação, embora lógica do ponto de vista químico, será alterada do ponto de vista biológico, e isso é o que aparece no que chamamos de mutação. Não é mais a mesma molécula do DNA original que se desenvolveu no mesmo corpo feito de matéria eletrônica e massa magnética.

Não é uma condição que possa ser herdada pela modificação genética em todas as células, porque tal mudança nos genes já formados seria complicada de acontecer no mesmo corpo. Uma pessoa em fase terminal de câncer não pode dar à luz um ser mutante, ou um que carrega a mutação com ela; ou uma mulher grávida que tenha adquirido sua gravidez durante a formação de células mutantes pode passar DNA distorcido para o feto, de modo que a criança pode sofrer de câncer herdado da mãe. Se este fosse o caso, concluiríamos que o câncer não poderia ser revertido em crianças nascidas com as células mutantes, mas sabemos que a mutação pode ser revertida em uma pessoa nascida sem câncer.

É um erro no acoplamento causado pela acidose que altera a ligação entre as bases que compõem o DNA, que é possível restaurar quimicamente, porque células saudáveis estão se desenvolvendo em um padrão de desenho, que é determinado pelos traços dos genes.

É diferente se nascemos com um DNA que tem um ou vários genes alterados, ou que já tem uma estrutura de DNA modificada ou implícita; porque esta modificação só tem que ser fornecida pelo haplóide masculino com metade de seus cromossomos, e a outra metade dos cromossomos que vêm do haplóide feminino representado pelo óvulo. Para que isso aconteça, um dos dois pares de cromossomos já deve ter sido modificado. Em outras palavras, se o câncer fosse herdado, o erro genético poderia vir tanto do pai quanto da mãe.

Também é possível alterar a configuração do poli ânion dos grupos fosfato; e o complexo formado pelas enzimas redutoras, cujos principais representantes são: glutationaSH, hexoquinase, catalase, superóxido dismutase, vitamina C ativa, etc., e que foram os que protegeram o DNA contra mudanças na acidez relativa dentro da célula. Em outras palavras, as circunstâncias químicas e energéticas estão certas para que as ligações se formem entre os pares de base de guanina-timina enólica em vez de serem cetônicos de guanina-citosina, e assim surge o câncer ou a mutação na célula.

A forma dos acoplamentos deve ter acontecido por uma razão muito específica. Pode ser, por exemplo, o aumento da velocidade na qual cada organismo diferente precisa ler seus códigos para sintetizar, por exemplo, a um ritmo mais rápido uma determinada proteína por seus ribossomos. Ou uma maior freqüência de replicação de seu DNA em seus cromossomos. Assim, cada organismo terá seu próprio momento de vida, o que dependerá da velocidade com que suas células se replicarem. Isto terá influência, pois é o que determina o auge do envelhecimento de cada raça de seres vivos.

Podemos pensar que os primeiros seres humanos não comeram carne. Uracil estava presente apenas no RNA, com o objetivo de acelerar a síntese protéica nos ribossomos. Mas não estava no DNA, porque se estivesse, a replicação do DNA nos cromossomos da Figura 8 teria acontecido de forma mais apressada. Da mesma forma, se a base de timina estivesse em RNA, a síntese protéica teria acontecido muito lentamente. Em outras palavras, não haveria vida.

Em abril de 1997, um artigo apareceu no Proceedings of the National Academy of Sciences of the United States of America PNAS (PNAS 1 de abril de 1997, vol. 94no. 73290-3295) pelos pesquisadores Benjamin C. Blount et al. intitulado: "A deficiência de folato causa incorporação incorreta de uracil no DNA humano e quebra de cromossomos, com implicações para o câncer e danos neurais". Isto é o que chamamos de espinhas abertas no caso do ácido fólico. A coluna vertebral também é conhecida como coluna vertebral, porque as vértebras cervicais geralmente têm a forma de um "Y" bifurcado. Talvez o mais importante neste artigo, neste caso específico, é que estes pesquisadores foram capazes de demonstrar experimentalmente que a base do uracilo, que só deveria estar nos vários RNAs, foi introduzida erroneamente no DNA. Mas estas bases de tiamina e de uracilo enólico são virtualmente idênticas, portanto não saberemos se é a base de tiamina que realmente causa a quebra do DNA em uma pessoa com câncer, ou se é a base de tiamina quando é acoplada ao DNA com a base de guanina em forma enólica.

Capítulo 4

METALIZAÇÃO

A metilação é necessária para introduzir o grupo metilo ($\cdot CH_3$) nas moléculas. Principalmente nos aminoácidos que carregam este grupo metilo, como os aminoácidos aromáticos, que não podem ser produzidos por animais, por isso estes aminoácidos são chamados de aminoácidos essenciais. Um exemplo de um aminoácido que carrega um grupo metilo é a metionina. Os aminoácidos essenciais são feitos apenas por plantas.

O consumo de proteína de uma fonte animal criará um excesso do aminoácido metionina; neste caso, o grupo metilo do aminoácido metionina pode ser separado; e, o radical metilo será livre. Este radical é um nucleófilo e tem uma alta reatividade, cuja carga negativa deve ser consumida no interior das células pelo sistema antioxidante, e pelo urato de sódio e vitamina C no exterior das células.

Entretanto, se o núcleo celular ou o sangue se tornar ácido, o radical metilo liberado da metionina não pode ser neutralizado. Neste caso, no interior das células, o radical metilo reagirá com as bases da citosina e do uracilo em sua forma enólica, e converterá ambas as bases para a base timina, como mostrado nas Figuras 11 e 12 respectivamente.

No caso da base de citosina na Figura 11, quando a metila capturar esta base de citosina, ela será transformada na base de timina. Da mesma forma, o mesmo acontece com a base de uracil, quando o uracil está na forma enólica como resultado da alta acidez; como pode ser visto na Figura 12. Ou seja, a base do uracil na forma enólica será afetada por um processo de metilação quando o ambiente ácido converte a base do uracil de sua forma cetônica para sua forma enólica.

Eventualmente, ou após este processo de metilação, o núcleo desta célula ficará sem as bases citosina e uracil, porque ambas as bases serão convertidas em timina. Assim, para replicar o DNA, os cromossomos usarão a base de timina como um substituto para a base de citosina, que agora estará em abundância no núcleo daquela célula.

Assim, se não houvesse acidose nas células, não haveria tautomerismo nas bases da guanina e do uracilo. Se não houvesse tautomerismo, a metilação das bases da citosina e do uracilo não ocorreria.

É o estilo de vida carnívoro ao qual estamos tentando nos adaptar, o que só fará com que nossas células se tornem unidades cancerosas. É uma mutação, ou seja, uma adaptação eletrônica feita pelos cromossomos no núcleo, de acordo com o grau de acidez prevalecente dentro das células.

De modo geral, toda carne é prejudicial, pois absolutamente toda carne vem de seres vivos; e, portanto, todos os animais, assim como os seres humanos, são compostos de células; estas células são compostas de DNA e RNA, que contêm as bases purinas guanina e adenina. A proteína animal, por outro lado, contém um excesso do aminoácido metionina, que, quando perde seu grupo metilo, é convertido no aminoácido homocisteína.

A metionina é um doador do grupo metilo -CH3; portanto, a metionina pode ser considerada como um produto da metilação da homocisteína. Assim, a homocisteína é energeticamente mais estável que a metionina; portanto, se o nível de acidez for alto, a metionina pode ter seu grupo metilo removido para se tornar homocisteína. Este grupo metilo separado da metionina fará com que as bases de citosina e uracil se convertam à base de timina, como mencionado acima.

Se houver tautomerismo, a base de timina estará em abundância no núcleo da célula; e para fazer os acoplamentos onde faltam as bases de citosina e uracilo, os cromossomos usarão a base de timina para formar o DNA e o RNA. Mas, esse DNA se tornará mutante, porque continuará a se replicar a um ritmo mais rápido com esta nova forma errada do que o DNA e o RNA de células normais no mesmo corpo. Em outras palavras, o processo de replicação tanto do DNA mutante quanto do RNA é acelerado, em relação à taxa de replicação do DNA e do RNA normais.

Entretanto, só notaremos esta anormalidade quando observarmos que há um nódulo ou crescimento anormal devido a um tumor em algum lugar no tecido mole do corpo; já que 80% dos casos de câncer ocorrem nas membranas epiteliais dos órgãos. Especificamente, nas células apicais dessas membranas epiteliais. Digamos, dentro dos dutos de leite do peito, do útero, das vesículas seminais perto da próstata, do fígado, do pâncreas, dos pulmões, da garganta ou na epiderme. São todos tecidos moles formados por células epiteliais apicais. Por exemplo, os seres humanos que mais sofrem de câncer são mulheres por causa do envolvimento do útero, e em segundo lugar são homens por causa do câncer nas vesículas seminais próximas à próstata. Os habitantes dos países nórdicos são afetados pelo câncer de pele, pois estão expostos à insolação nos trópicos e os raios ultravioleta afetam as células apicais da epiderme.

Enquanto a falta de uracilo no RNA, cuja função foi agora assumida pela timina, levará a erros na síntese de proteínas pelos ribossomos na parte externa do núcleo, ou seja, no citosol da célula. Isto acontece porque os códigos de síntese protéica já estão alterados dos cromossomos para os ribossomos, e os ribossomos não serão capazes de ler estes códigos de síntese. Portanto, a seqüência proteica é alterada, porque o código implícito no RNA do mensageiro não corresponde ao código do RNA de transferência. Portanto, os ribossomos são desmontados eletronicamente e sintetizarão um tipo de proteína que não é funcional para células humanas normais.

Acontece que estas células agora mutantes se replicarão mais rapidamente do que células saudáveis, porque a força de energia que estabiliza o DNA errado é menor. Em outras palavras, chegará o momento em que haverá mais células mutantes do que as células normais. As mitocôndrias das células são afetadas em menor grau, porque são mais capazes de se adaptar à alta acidez que ocorre dentro das células.

Entretanto, se o grau de acidez no exterior das células, ou seja, no sangue, for aumentado, o urato de sódio será completamente transformado em ácido úrico livre, especificamente o ácido 3-metilúrico, e perderemos o urato de sódio antioxidante e a vitamina C através da urina e da transpiração. Com isso, o estresse oxidativo começará a ficar fora de controle; o que, por exemplo, fará com que mais da metionina consumida da proteína animal seja convertida em homocisteína.

Na condição ácida normal, o estresse oxidativo é necessário para o mecanismo de hemólise, ou a quebra dos glóbulos vermelhos do sangue que deixaram de desempenhar suas funções de transporte. Ao mesmo tempo, os antioxidantes ajudam a evitar que os glóbulos vermelhos saudáveis percam prematuramente sua função de transporte de oxigênio e dióxido de carbono alternadamente.

Dentro das células, quando a metionina é convertida em homocisteína, a homocisteína usurpa a função dos próprios antioxidantes das células. Assim, desta forma, ela começará a reduzir o sistema enzimático respiratório, que, como vimos, é importante dentro das células para controlar o grau de acidez ao gerar energia na forma de calor sem oxigênio nas mitocôndrias.

A energia sem oxigênio é necessária em casos de aflição. Por exemplo, quando estamos assustados, paramos de respirar; e o cortisol faz com que o nível de insulina caia para que haja mais glicose disponível no caso de termos que correr para ele. O processo de respiração sem oxigênio através da glicólise é mais desenvolvido em aves, répteis, insetos e animais mergulhadores, como tartarugas, focas e pingüins. Os animais mergulhadores têm que mergulhar na água para procurar alimento, mas depois têm que vir à superfície para respirar oxigênio do ar. Mas os humanos não são mergulhadores; os humanos vivem apenas na superfície da Terra onde respiram oxigênio do ar.

Como já explicamos, é difícil que a citosina seja tautomerizada, pois seu anel tem ligações duplas completas. Portanto, a base de citosina não tem um hidrogênio alfa, ou um que seja adjacente ao grupo de cetonas no carbono número 2, a fim de fechar outra ligação dupla entre dois átomos de carbono no anel base de citosina.

Em outras palavras, a coisa mais provável que pode acontecer com a base de citosina é a metilação, devido ao enfraquecimento produzido pelo maior grau de acidez no grupo amino ligado ao carbono 4 do anel base de citosina.

A maior acidez, como vimos, é o resultado da glicólise, ou fermentação da glicose; ou seja, o processo de respiração celular sem oxigênio; uma vez que, por esta via de glicólise ou fermentação da glicose, será gerado ácido láctico nas mitocôndrias. Principalmente nas células musculares, que são as células que precisam produzir mais energia, porque estão em movimento; além disso, as células musculares são mais abundantes no corpo. Se o oxigênio não chegar a estas células, as mitocôndrias recorrerão à produção de energia calórica através da glicólise.

FIGURA 11

CONVERSÃO DA BASE DE CITOSINA C PARA A BASE DE TIMINA T POR METILAÇÃO

Por outro lado, conforme a citosina se torna ácida, o carbono 5 no anel de citosina se tornará positivo, ou seja, eletrofílico, e vulnerável ao ataque de radicais livres ou nucleófilos, tais como o grupo metilo ($\cdot CH_3$). O que, sendo um grupo que dá elétrons. Este grupo metílico pode reagir com núcleos; ou seja, com aquelas partículas que têm uma carga positiva, como mostram as setas curvas da Figura 11.

No caso da Figura 11 para a base de citosina, o radical metilo ($\cdot CH_3$) remanescente da metionina atacará o carbono 5 no anel de citosina, e isto o converterá em um intermediário, ou seja, 5-metil-citosina. Então, como o composto de 5-metil-citosina perde o grupo de aminoácidos no carbono 4 na forma de amônia (NH_3), o local deixado por este grupo de aminoácidos será ocupado por uma molécula de água. Como resultado, a 5-metilcitosina será completamente transformada na base de timina mais amônia.

Com alta acidez, a amônia será convertida no íon amônia, que pode ser transportada como um sal para o fígado, onde será convertida em uréia para ser excretada na urina; e é assim que o aumento do volume de urina em diabéticos se origina.

Da mesma forma, isto pode acontecer com o composto intermediário da Figura 12, quando a base do uracilo está sendo convertida para sua forma enólica. Porque ao ser convertido para a forma enólica, o carbono 5 da base de uracil se torna positivo, ou seja, o uracil será um ácido Lewis. Portanto, quando o uracil é convertido para a forma enólica, ele se torna mais propenso ao ataque de radicais livres, como o grupo metilo, que é introduzido no carbono 5 do uracilo enólico. Assim, como com a base citosina, o grupo metilo será incorporado a este carbono da base enólica do uracilo, e assim a base enólica do uracilo é convertida para a base timina por metilação.

Neste caso, assim como o amoníaco permanece como resíduo da metilação da base de citosina, na metilação da base do uracilo enólico, um átomo de hidrogênio ($\frac{1}{2}H_2$) deve permanecer livre, que é então convertido em uma molécula de hidrogênio H_2. Como mostrado na Figura 12. Isto é possível, pois sabemos que o hidrogênio molecular é um agente redutor, que é compatível com o caráter redutor da homocisteína dentro das células.

Talvez o mais importante, o resultado final da alta acidez dentro do núcleo é que as bases de guanina e uracilo se tornaram enólicas, e isto fez com que a base de citosina se tornasse timina, como pode ser visto na Figura 11.

Animais carnívoros, tais como hienas, leões, cães, tigres, gatos, etc., excretam o excesso de aminoácidos como alantoína via urina ao invés de uréia. Para converter esses resíduos em alantoína a partir do ácido úrico, é necessária a enzima oxidase de urina. Entretanto, animais vegetarianos, como os humanos, não têm a enzima urato oxidase em seu sistema excretor; portanto, os vegetarianos não devem comer a carne de outro animal.

Peixes e outros animais marinhos excretam seus resíduos celulares sob a forma de amônia. Isto porque os animais marinhos geralmente excretam seus dejetos hipotonicamente sem a necessidade do sistema urinário. Enquanto aves e répteis não têm um sistema urinário, porque as aves têm que voar; e os répteis rastejam no chão. Assim, as aves e répteis convertem seus dejetos em ácido úrico e os excretam em suas fezes. Portanto, comer carne de ave faz mais mal porque a carne de ave contém mais ácido úrico.

FIGURA 12

POR ACIDOSE, O UE ENOYL URACIL É TRANSFORMADO NA BASE DE TIMINA T PELO EFEITO DA METILAÇÃO

Portanto, este processo de metilação pode acontecer por esta forma de desmetilação do aminoácido metionina, que foi incorporado às células em excesso durante os anos de consumo repetido de proteínas animais.

Assim, com o par básico adenina=timina não haverá problema, porque o que haverá é uma quantidade maior de timina. Com esta abundância da base de timina, as condições para a formação deste par adenina=timina serão favorecidas, pois ambas as bases são mais resistentes ao aumento do grau de acidez no núcleo celular. Este par de base adenina=timina continuará sendo um acoplamento natural e normal no núcleo celular, e especificamente nos cromossomos, onde o DNA é replicado.

O problema surgirá porque à medida que o processo de metilação prosseguir, o núcleo daquela célula envolvida na replicação do DNA irá, em algum momento, sair das bases de citosina e uracilo. Isto forçaria a célula a mudar quimicamente as formas dos acoplamentos entre as bases no DNA pelos cromossomos.

Quando a base do uracil se torna enólica, esta base não pode substituir a base da citosina no DNA, porque a base do uracil não pode formar ligações de hidrogênio. Porque não há mais um hidrogênio sobre o nitrogênio número 3 do uracilo enólico. A única base que resta no núcleo para emparelhar com a guanina enólica é a timina. Porque a base timina tem um hidrogênio sobre o nitrogênio 3. Mas não há outra base no núcleo da célula com estas mesmas características eletrônicas. A única base com estas propriedades e características é a base de timina.

As condições químicas surgiram que causarão um reajuste dos acoplamentos eletrônicos no DNA, o que influenciará a função e a estrutura original desse DNA; em outras palavras, a célula sofre mutações; e o núcleo dessa célula, que agora é diferente, será diferente, porque os cromossomos usariam a base de timina como a outra base para acoplamento com a base de guanina, que está em forma enólica. É um acoplamento que normalmente teria sido ocupado pela base de citosina com a base da guanina em sua forma cetônica, mas não em sua forma enólica; o que torna evidente que a base de timina agora participa com sua abundância para que os cromossomos formem um novo tipo de DNA; mas este DNA que os cromossomos produzem será alterado em relação ao DNA normal.

Como dito, será o mesmo nos RNAs, já que a base de uracilo desapareceu, e esta base de uracilo ausente será substituída pela base de timina, que realmente não participa normalmente na formação do RNA. Assim, com este excesso da base de timina, o RNA transferido e o RNA mensageiro podem ser alterados, e isto pode influenciar outros problemas relacionados ao sequenciamento de aminoácidos na inserção destes nas cadeias protéicas. Como explicamos, a mudança em um nucleotídeo induz uma mudança na posição de um aminoácido na cadeia protéica; e isto contribuirá para a troca de um aminoácido por outro; mas a cadeia protéica formada não será a mesma que deveria ter sido formada.

Capítulo **5**

ERROS DE SÍNTESE

Quando não há tautomerismo e metilação nas células, o trigêmeo que diz ao ribossomo onde iniciar a síntese da cadeia proteica, ou seja, o trigêmeo iniciador será o seguinte: uracil-adenina-citosina (U-A-C) no RNA de transferência que deve ser acoplado ao trigêmeo adenina-uracil-guanina (A-U-Gc) do RNA mensageiro. Enquanto que, o trigêmeo de terminação será: uracil-adenina-adenina (U-A-A) no RNA mensageiro, que não tem aminoácido no RNA de transferência; portanto, quando este trigêmeo chega do RNA mensageiro, indica ao ribossomo que nada vai lá; isto é, este trigêmeo é o que indica ao ribossomo que a síntese da cadeia proteica é terminada.

Quando não há citosina ou uracilo no núcleo da célula por terem sido convertidos para a base de timina, estes trigêmeos trazidos pelo RNA mensageiro serão diferentes. Portanto, a sequência de inserção e aminoácidos na proteína será errada. Por exemplo, o trigêmeo de iniciação será alterado para: timina-adenina-timina (T-A-T), enquanto o trigêmeo de terminação será timina-adenina-adenina (T-A-A). E desta forma equivocada, o ribossomo não encontrará o código que lhe diz onde a síntese protéica começará e como terminará.

A partir desse momento, tanto no núcleo quanto no citoplasma da célula, gera-se um desequilíbrio que afeta toda a estrutura celular. A célula se distorce e um novo tipo de célula com características cancerígenas se replicará.

As células vizinhas saudáveis e não afetadas buscarão um reajuste eletrônico da estrutura química de seu design e funcionalidade eletrônica; e estas são as células que devemos proteger contra um aumento da acidez para que não sejam superadas pelas células mutantes. Se agirmos a tempo, células saudáveis se formarão, enquanto células cancerígenas desaparecerão.

Isto não será alcançado até que a célula saudável encontre novamente sua condição predeterminada de concentração ácido-base, o que lhe deu um acoplamento inequívoco como células saudáveis. Neste caso, dependerá do ser humano envolvido no processo de tautomerismo e metilação, mas não será culpa de nossas células. Como decidimos por nós mesmos o que comemos e o que não comemos para alimentar nossas células, que são apenas feitas de matéria eletrônica, as células não estão cientes de sua existência, ou seja, as células mutantes não estão cientes deste erro genético e apenas se ajustam às mudanças impostas pelas cargas eletrônicas de natureza química.

Este é um exemplo claro de porque a massa magnética do espírito e a matéria eletrônica do corpo são integradas através do meio físico, mas não se fundem como uma identidade genética única. Assim, por não estarem integradas, as duas entidades podem se separar. Digamos, quando as mudanças que acontecem com a matéria eletrônica do corpo culminam. Este ponto culminante é o envelhecimento das mudanças que são de natureza física. Nesse momento de desconexão, a massa magnética do espírito retornará ao seu mundo espiritual, enquanto a matéria eletrônica do corpo continuará o processo de mudança sem a necessidade da massa magnética do espírito.

Esta mudança de emparelhamento eletrônico faz com que a configuração física e eletrônica do DNA mude; o que mudará a forma física da matéria eletrônica, ou seja, o DNA, enquanto isto não afetará a energia magnética do espírito. A massa do espírito também não está ciente do processo de tautomerismo e metilação.

Do ponto de vista físico, o genoma se caracteriza pela heterogeneidade e por um arranjo de pares de bases no DNA. Entretanto, este arranjo de pares de bases no DNA não é aleatório, mas depende das características eletrônicas que são formadas. Isto é o que dá o padrão físico a cada DNA individual. Portanto, é de se esperar que, a partir deste arranjo ou seqüência entre os pares de bases, resultará um número de combinações que é realmente infinito nos sistemas de vida física.

São os pares de bases que dão esta possibilidade combinatória, embora individualmente a forma destes pares no DNA tenha que ser da forma guanina-keto $\equiv$ citosina, adenina=timina e timina-citocina. Mas, se as características destes laços individuais forem alteradas, isto influenciará a seqüência destes pares de bases na estrutura final de cada DNA.

Por exemplo, há regiões abundantes com conjuntos triplos de cetona-guanina $\equiv$ citosina, que é possivelmente o resultado da ligação de hidrogênio mais estável que se forma entre o par de base adicional de timina-citosina, como a ligação de hidrogênio número 3 à esquerda na Figura 10.

A estrutura tridimensional estável do DNA se achatará, quando o par enólico guanina-timina for formado, porque nenhuma ligação de hidrogênio pode se formar entre o par de timina-timina à direita da figura 10.

O que torna o DNA estável é que os pares de guanina cetona com citosina, de modo que outras ligações possam se formar entre os pares de base, tais como a ligação timina-citosina. A maneira mais lógica para que isso aconteça é que a ligação tripla cetônica guanina-citosina e o par único de citosina timina se formem entre os dois pares de bases, o que dá à molécula de DNA uma maior estabilidade energética. Estes três pares são os que contribuem com a força mais enérgica para estabilizar o DNA normal. É por isso que o conteúdo médio observado da ligação tripla citosina guanina cetônica é aproximadamente 60% maior do que os 50% teoricamente esperados.

Esta maior diversidade de ligações triplas na ordem de 60% está correlacionada com a chamada riqueza genética, o que significa que os genes têm a propensão de se concentrar naquelas regiões mais ricas nos acoplamentos com as ligações triplas cetônicas da guanina-citosina 3. Neste caso, como podemos ver na Figura 10, esta riqueza de ligações triplas pode ser diminuída pelo efeito de alterações ácido-base dentro do núcleo das células. Como no caso específico do tautomerismo, que influencia a geração da metilação da citocina e do uracilo enólico.

À esquerda da figura 10, você pode ver porque no DNA normal existem regiões preferenciais ou mais abundantes nos pares triplos de ponte de hidrogênio guanina-citosina cetônica e timina-citosina. Pois, em tais moléculas de DNA e RNA em forma de hélice, o que existe é uma interação entre nuvens de elétrons acopladas de acordo com cargas eletrônicas. Portanto, este DNA é mutável para que ocorra um rearranjo; e a estabilidade química de sua estrutura tridimensional dependerá da força de atração com a qual cada molécula, ou grupos de moléculas, contribuirão para este reajuste da carga eletrônica.

As ligações triplas são as que fazem a molécula em forma de corrente girar em forma de espiral quando cada par se junta à corrente do ribonucleotídeo. Assim, a cadeia de DNA torce para a direita; o que acontece, como mencionado, porque os açúcares envolvidos na configuração do DNA são todos de configuração espacial direita. Assim, na vertente esquerda da Figura 10, a coisa mais provável que pode acontecer é que o par de dupla ligação de hidrogênio apareça no par adenina=timina, mas invertido, o que continuará a compor a estrutura codificadora desse gene.

Esta seqüência tem que ser completada, ou seja, para que os diferentes genes sejam formados, pois o comprimento da cadeia de DNA não pode ser infinito. Portanto, estas forças de ligação são enfraquecidas, o que significa que não será permitido incorporar pares adicionais à seqüência de DNA. Isto é o que determina o padrão físico final de cada DNA individual.

No lado direito da figura 10, encontramos a mesma situação, mas de forma errada devido à presença da base de timina no par de base guanina-timina enol, pois não há mais citosina no núcleo da célula mutante. Neste caso, como podemos ver na figura 10, a formação daquela segunda ponte de hidrogênio entre os dois pares de bases não existe mais. Os dois grupos de cetonas da base de timina repelem um ao outro no lado errado da cadeia de DNA, fazendo com que o DNA se abra naquele ponto. Naturalmente, a força de ligação torna-se mais fraca neste caso, portanto, na forma de enol, as forças de ligação serão mais fracas. O resultado é que a força de ligação da ligação tripla cetônica guanina-keto$\equiv$citosina é maior do que a da ligação tripla enólica guanina-timina.

Assim, embora uma ligação tripla tenha se formado entre as bases da guanina/citosina enólica, este será um DNA menos estável energeticamente, pois a ponte de timina-citosina não se formou entre os dois pares de bases.

Assim, sua configuração contribuirá menos energeticamente para a formação de zonas abundantes para aquele gene contendo o par errado de enólicos guanina$\equiv$timina; porque este DNA errante será energeticamente mais fácil de sintetizar. Apesar de trazer menos estabilidade com sua força de ligação à molécula de DNA do que o normal par de bases cetônicas guanina$\equiv$citosina fez com maior força.

O DNA é o que dá a cada organismo seu projeto físico; é o projeto original que é estabelecido no núcleo de cada célula; é um código; portanto, mudar a estrutura do DNA mudará o projeto físico original com o qual qualquer ser vivo nasceu. E será sempre lógico, porque em química, o produto final que resulta será sempre o mais estável, mesmo que seja o mais difícil de sintetizar energeticamente, porque o que conta é a estabilidade eletrônica ou a menor energia contida no produto final.

A menor energia necessária para formar uma força de ligação mais fraca ajudará este DNA mutante a se replicar mais rapidamente; mas, no final, será um DNA mais instável em comparação com o DNA normal. Porque a ligação entre as bases cetônicas guanina$\equiv$citocina incorpora maior estabilidade ao DNA normal, em comparação com o caso que se forma com o erro de acoplamento entre as bases enólicas guanina$\equiv$timina.

Uma vez satisfeitas estas condições para que os cromossomos sintetizem o DNA errado, o gene pode perder tanto sua seqüência quanto sua taxa de replicação, já que a duração de vida de cada ser vivo dependerá da velocidade de replicação. Neste caso, uma célula portadora com tal erro será diferente por causa do fator mutante. Assim, uma célula irmã que venha desta também carregará o mesmo erro no futuro, até que um grande grupo de células mutantes seja formado. Como conseqüência, algumas células se replicarão mais rapidamente do que outras, resultando na formação de um nódulo ou crescimento excessivo de células mutantes que se tornarão visíveis sob a forma de um tumor.

Além disso, existem outros tipos de doenças genéticas que influenciam a ocorrência destas inconsistências no arquétipo herdado pelo indivíduo humano que foi afetado por este erro genético.

A menor força energética necessária para formar a tripla ligação enólica guanina-timina aliviará a síntese daquele

DNA errado, como dissemos; de modo que a presença do uracil no RNA, mas não no DNA, pode ser um mecanismo químico de controle disponível às células para acelerar a velocidade de fabricação da proteína, mas ao mesmo tempo para diminuir a velocidade com que cada DNA é replicado. Em outras palavras, é esta ordem que determina a taxa na qual o DNA se replica nos cromossomos do núcleo das células em cada ser vivo. É ela que determina o ritmo da vida.

Talvez seja por isso que a menor energia investida na formação do DNA mutante fará com que as células mutantes acelerem quimicamente a velocidade de sua replicação, como pode ser visto no crescimento acelerado do câncer.

Este lapso de tempo faz sentido do ponto de vista químico ou energético, onde o fator influenciador é o caráter mutante da matéria eletrônica. Já a massa magnética do espírito não será alterada de nenhuma forma, forma ou forma, porque o espírito é uma forma estável de massa magnética; e é independente da matéria eletrônica do corpo físico.

Estas modificações impostas ao DNA do corpo físico serão toleráveis, desde que o número de células mutantes não ultrapasse o número de células saudáveis. Assim, que o organismo inteiro não colapse permanentemente. Afinal, o corpo celular não será capaz de suportar por muito tempo este crescimento acelerado de células mutantes, porque esta funcionalidade, que é lógica do ponto de vista químico, não corresponde às mesmas condições que o ser humano que foi originalmente formado.

O processo distorcido pode ser revertido, mas somente se a pessoa perceber que o problema do câncer é de natureza química, e se ela puder mudar sua estratégia alimentar a tempo. Neste caso, a massa magnética do espírito não será desligada da matéria eletrônica do corpo, mas o espírito será potencializado por este conhecimento, que é a única coisa que ele poderá levar consigo quando for hora de retornar ao seu mundo espiritual. Ou seja, somente o conhecimento de seu processo químico aumentará a massa magnética do espírito.

O espírito não pode levar nada que contenha matéria eletrônica de volta ao seu mundo espiritual; pois o espírito consiste apenas de massa magnética sem qualquer matéria eletrônica. Portanto, não faz sentido acumular fortunas materiais na Terra, mas uma riqueza de conhecimento.

Tais modificações podem não ser toleradas pelo genoma original das células germinativas, de modo que as modificações adquiridas pelo indivíduo que as modificou serão transmitidas à sua progênie. Isto explica de alguma forma porque alguns desses reajustes ou mutações ocorrem continuamente e porque a aparência dos seres está mudando para melhor. Mas estas modificações devem ser maiores nos seres humanos, porque o que observamos é que existem muitas formas de seres humanos dentro de uma mesma raça.

É por isso que, atualmente, o número de doenças devidas a estas modificações genéticas contínuas é da ordem de 4.000. As mais comuns são as fibroses císticas. Entretanto, muito pouco se sabe sobre esta relação com a natureza hereditária do câncer, mas apenas mudanças moderadas que se manifestam naquelas gerações que as herdam.

Mas o câncer não é hereditário. A natureza não hereditária do câncer é demonstrada pelo Dr. Paul Liechtenstein do Departamento de Epidemiologia Médica do Instituto Karolinska. Uma instituição médica universitária na Suécia.

O Dr. Liechtenstein analisou os casos clínicos de 44.788 gêmeos homozigotos, ou seja, indivíduos que compartilham uma configuração genética idêntica. Para a análise dos dados, foram estudados casos de registros médicos de gêmeos que morreram de câncer de registros de morte suecos, dinamarqueses e finlandeses, a fim de avaliar as estatísticas de tumores malignos em 28 diferentes partes do corpo. Em cada um dos registros, foram analisados os registros médicos dos gêmeos nascidos entre 1886 e 1958. Só entre 1926 e 1958, mais da metade de apenas um dos gêmeos havia morrido de algum tipo de câncer.

A análise deveria ter concluído que o outro gêmeo do irmão ou irmã afetado por câncer de estômago, cólon, pulmão, mama ou próstata, etc., tinha o mesmo risco de sofrer da mesma doença devido à semelhança genética. No entanto, o resultado foi que os fatores genéticos forneceram poucas evidências da probabilidade de ambos os gêmeos serem propensos a desenvolver o mesmo tipo de câncer.

É o ambiente químico dentro das células que desempenha um papel crítico na probabilidade de um gêmeo ter essa anormalidade, pois se os gêmeos têm ou não câncer depende de seu estilo de vida dietético. Pois é a maneira como comemos que nos leva a alterar o equilíbrio ácido-base dentro e fora das células.

Continuando com a metilação. Em dezembro de 2007, um dos membros do grupo de pesquisa do British Whitehead Laboratory, Rudolf Jaenisch, demonstrou que existe uma ligação entre o fenômeno da metilação e o desenvolvimento de tumores no cólon em ratos. Para eles, a metilação é o acúmulo do excesso de grupos metil em certas partes do DNA. Eles foram capazes de deduzir que a metilação causa a desativação do gene que monitora o funcionamento correto do DNA, ou que este é o gene que tem a função de reparar ou reverter o que poderia ser o início de um erro genético, e como conseqüência, incita a formação de pequenos pólipos. A metilação também aumentou a freqüência de tumores intestinais em ratos em 60-100%, e em média aumenta significativamente o crescimento de tumores microscópicos.

A metilação do DNA foi correlacionada com o desenvolvimento de tumores cancerígenos em humanos, pois é um tipo de modificação química no DNA que pode ser herdada, desde que a modificação seja tolerável.

Isto explicaria porque o câncer ocorre em crianças que não comeram carne suficiente em uma idade jovem. Mas, neste caso, a metilação foi herdada da mãe. Por ser uma mutação herdada da gestação da diplóide, será mais difícil revertê-la quimicamente, pois ela faz parte de todo o conglomerado genético da criança. Estes genes alterados funcionam por lógica química, mas são deslocados biologicamente.

Enquanto que normalmente, em uma pessoa nascida saudável, o erro genético poderia ser reparado sem alterações apreciáveis na seqüência original do DNA. Mas apenas a intervenção do próprio ambiente químico natural da célula é necessária. Pode-se ajudar a alcançar este alívio retornando a um estilo de vida vegetariano, ou seja, consumindo alimentos vegetais adequados para a estrutura celular de um ser humano.

A oportunidade poderia ser dada para o sistema celular retornar à sua acidez normal ou às condições de pH. Em outras palavras, este processo de inversão da metilação e do tautomerismo seria o que causaria a interrupção química da progressão do câncer por si só, já que as células têm os mecanismos e sua própria ação para se corrigirem destas anomalias, que induzimos por nossa própria culpa.

Como? Regularizando o consumo de açúcar sob a forma de sacarose, produtos lácteos, vegetais ricos em ácido oxálico e bebidas gaseificadas, pois a anidrase carbônica enzimática converterá o dióxido de carbono contido nas bebidas gaseificadas em ácido carbônico. Definitivamente, abstenha-se de comer qualquer tipo de carne até que o crescimento acelerado das células mutantes possa ser interrompido. Se você quiser permanecer um carnívoro, as mesmas aflições relacionadas com o câncer são passíveis de recorrência.

Portanto, este efeito da alimentação saudável é o que regula um processo normal a ocorrer através do mecanismo da modificação genética, pois também requer atividade adaptativa de certos genes naquelas regiões herdadas do genoma, dependendo do que as células precisam expressar ou fazer em um determinado momento.

Como todas as células que compõem o mesmo organismo possuem uma configuração de bases no DNA que são idênticas, a seqüência oculta desse DNA será um elemento chave para a identidade a ser herdada pela célula futura.

Este processo, ou ter diferentes tipos de células com diferentes atividades, é o que é conhecido como diferenciação celular, uma vez que todas estas células se originaram de uma célula diplóide. Isto seria uma multidão lógica e necessária de mutações de células-tronco, desde que as bases no DNA não sejam trocadas, pois apenas a seqüência de genes deve ser alterada para produzir outras formas de vida, ou uma grande variedade de células distintas encontradas no corpo de um ser humano.

Além disso, a mutação é uma razão natural e necessária para a melhoria e perfeição de cada raça. Por exemplo, a cada dia nascem mais mulheres bonitas e crianças mais inteligentes. As qualidades para o comportamento de cada ser vêm em sua memória magnética. Mas, do ponto de vista físico, estes serão os homens e mulheres mais capazes de contribuir para a melhoria física de sua raça.

O comportamento físico é diferente do comportamento psicológico. O comportamento psicológico é uma atividade que tem sua origem na massa magnética. Este comportamento psicológico é um instinto de insetos como formigas e abelhas, ou animais que competem entre si, e somente as fêmeas e machos que possuem uma força energética superior e, portanto, uma capacidade genética e psicológica superior para a melhoria de sua raça, permanecerão.

Isto significa que quando uma célula se divide, esta célula será capaz de transmitir para sua célula descendente aquela melhoria ou atualização de seu padrão físico. Mas o comportamento original do espírito é corporificado na massa magnética. Portanto, esta qualidade não pode desaparecer pela desconexão do espírito do corpo físico, pois os dois tipos de energia não podem ser separados. Eles não desaparecem da mesma forma que o tautomerismo e a metilação, porque o tautomerismo e a metilação são qualidades que pertencem à matéria eletrônica do corpo físico.

A metilação natural, características e padrão seqüencial devem ser mantidos na harmonia e memória genética da matéria física do ser vivo, porque a massa magnética do espírito é a energia que dá forma de vida à matéria eletrônica física. Portanto, no mundo físico, a informação deve ser mantida na nova célula a ser formada. Por exemplo, se a nova célula que se origina pertence ao coração, as células que se formam devem manter a função de seus progenitores a fim de herdar as mesmas instruções sobre como se contrair e dilatar a fim de continuar o trabalho de ejeção do sangue.

Mas se a célula for modificada pelo tautomerismo e pela metilação, as características de funcionamento da matéria eletrônica do corpo físico serão perdidas, e a nova célula que surgir não poderá mais desempenhar a mesma função de seu antepassado. A seqüência correta das bases de guanina-keto, citosina, timina e adenina no DNA da célula é o que permite que estas bases se reproduzam sem erros, mas elas também devem levar as instruções que devem aparecer na nova célula que se forma.

Nas células, como mencionado, são os ribossomos que realizam a tarefa de síntese protéica, e semelhante ao exemplo da leitura de um texto com erros ortográficos, o ribossomo tem que reconhecer e analisar corretamente essa seqüência, para tentar minimizar a probabilidade de introduzir um erro, o que poderia levar ao resultado errado de confusão e funcionamento com relação às proteínas apropriadas produzidas por células saudáveis. Este processo de funcionamento do ribossomo e do núcleo celular depende do grau de acidez dentro da célula, mas mais especificamente dentro do núcleo celular. Vale mencionar que o aparelho de Golgi é a organela que inspeciona a funcionalidade das proteínas produzidas nos ribossomos.

Digamos, esta foi uma análise muito cuidadosa, para saber como nossas células funcionam, e qual é o tipo de energia que as faz funcionar para dar mobilidade a todos os seres vivos; isto é, para que a matéria eletrônica possa ser transformada em outras formas de matéria eletrônica, e possa ser usada pela massa magnética do espírito para dar a forma de vida a todo ser, nesta estação física da Terra.

Nossa única intenção com esta série de livros é explicar como o Universo começou; e que o Universo é o criador da energia e de tudo o que existe no Universo, com o propósito de que a humanidade mude sua maneira de pensar e agir; já que, devido à falta de conhecimento de sua origem, o ser humano está destruindo a si mesmo, a floresta e todos os animais, que talvez não tenham noção de sua existência, mas têm sentimentos. Porque é urgente agir a tempo para salvar os animais e o planeta Terra da desintegração da vida.

A RESPEITO DO TRABALHO DO AUTOR

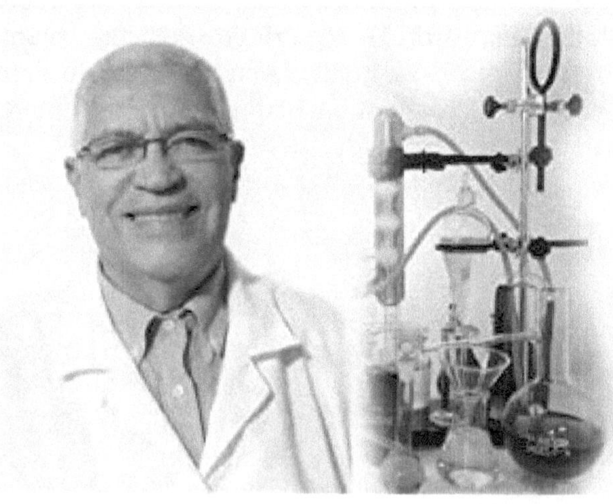

Formado pela Faculdade de Química, Faculdade de Ciências, Universidade Central da Venezuela, com uma licenciatura em Tecnologia Química. Pós-graduada em Ciência e Tecnologia de Alimentos. Trabalho especial sobre a química de produtos naturais e a química de doenças. Designer de processos químicos. Livros que você pode localizar em Amazon.com®. Estes livros devem ser sujeitos a revisão à medida que esclarecemos como o Universo foi formado: "A Química do Câncer". "A Química do Diabetes". "O Ataque do Coração". "Alzheimer". "A Química da Artrite". "A Química do Pensamento". "A Química do Espírito". "Como o Universo foi formado". "Os Expensalistas". "Por que não se deve comer carne". "O mundo do micro". "Será que Deus realmente existe?". "Objeções à Relatividade de Albert Einstein". "Adivinhando o futuro". "O Erro dos Grandes Cientistas". "A Vida ao Sol". "O Universo antes do Tempo Zero". "A Energia do Espírito". "A origem do câncer". "O Mundo das Células". "A Química da Doença". "A partícula que criou o Universo". A Química do Câncer, sétima edição. The Chemistry of Diabetes sexta edição; The Chemistry of Heart Attack quarta edição, "The Chemistry of Memory"; The Chemistry of Arthritis terceira edição. "The Creative Power of the Mind (O Poder Criativo da Mente). The Particle that Formed the Universe, terceira edição. "A Massa Inicial do Universo". "Você não deve comer carne". "A Origem do Corpo e do Espírito". "Adorem o Universo". "Açúcar um Inimigo na Cozinha". "Viagem no tempo". A Química do Diabetes, Edição 7. A

Química do Ataque do Coração, Edição 5. A Memória do Espírito, Edição 1, A Química da Artrite, Edição 5. "O Ponto de Partida do Universo", A partícula que criou o Universo, Edição 5 "A Evolução do Espírito". "A Vida do Espírito". "A reescrita da ciência". "O Início do Universo". "O Crescimento Espiritual". "Acoplamento do Espírito com o Corpo". "A Origem da Vida". "A partícula que criou o Universo, Edição 8". "A morte não existe".